He,..,

Organuhr & 5 Elemente

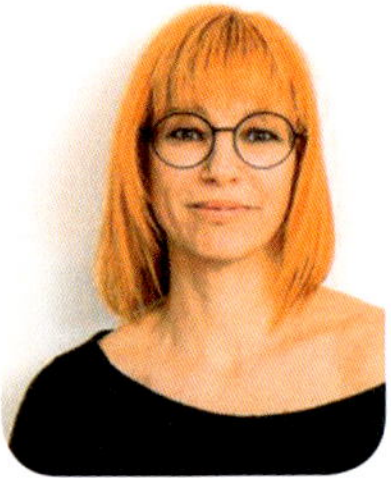

Rosemarie Heyny ist Heilpraktikerin und fasziniert von der Chinesischen Medizin. Sie ließ sich in Klassischer Akupunktur ausbilden und hat durch intensive Weiterbildungen und mehrere Aufenthalte in China ein umfassendes Wissen über die TCM und ihre Behandlungsmethoden erworben. Rosemarie Heyny unterrichtet seit vielen Jahren mit großer Freude sowohl im Bereich der Schulmedizin an Heilpraktiker-Schulen als auch in der Ausbildung für Akupunktur und ist als Referentin tätig sowie als Autorin für verschiedene Fachzeitschriften. Heute führt sie eine eigene Praxis für Chinesische Medizin in Wiesloch.

Rosemarie Heyny

Organuhr & 5 Elemente

Körper und Seele im Gleichgewicht

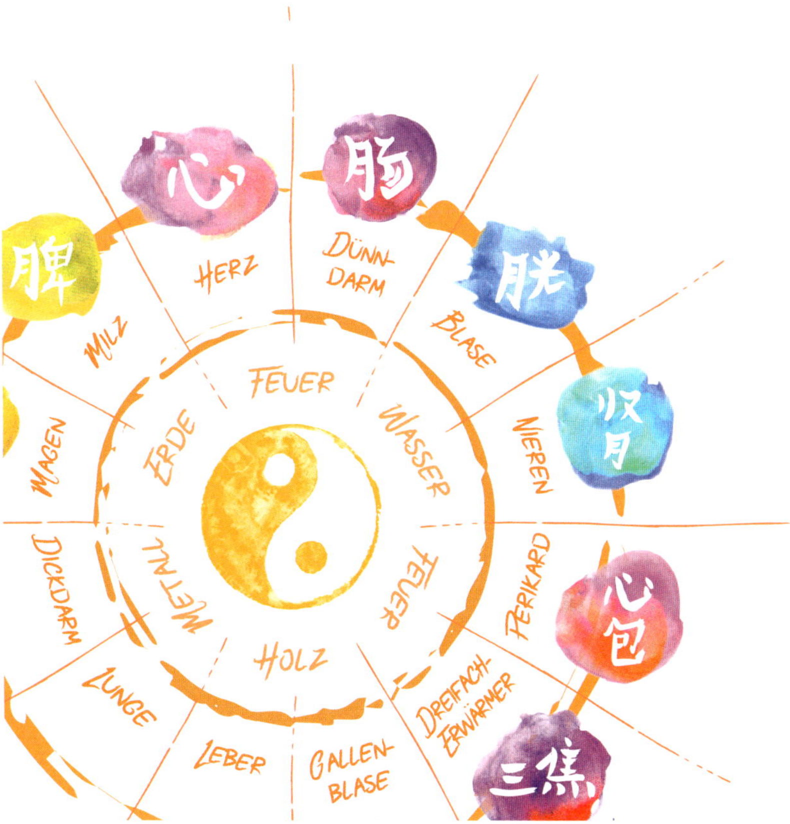

TRIAS

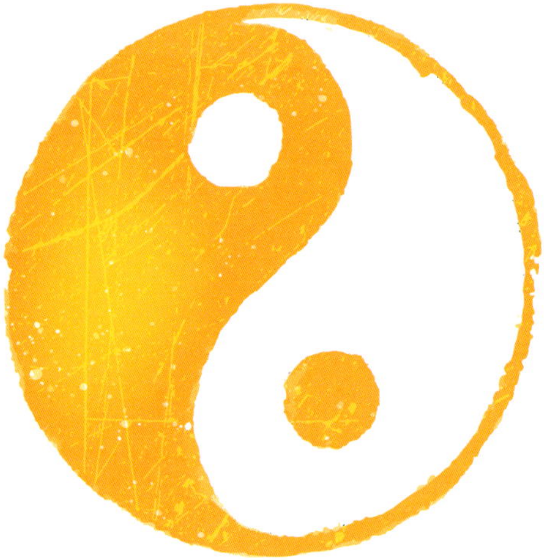

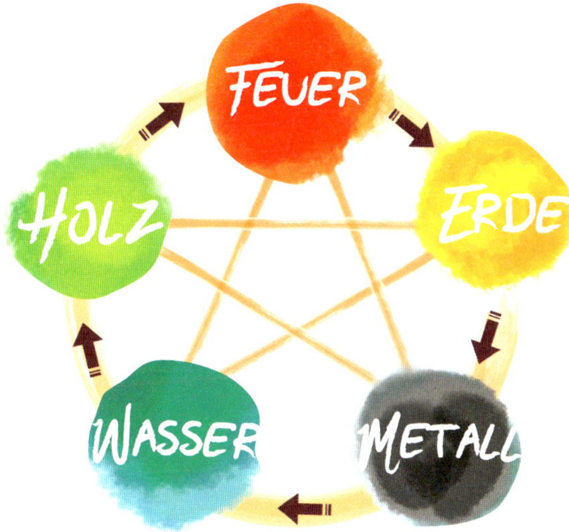
FEUER
ERDE
METALL
WASSER
HOLZ

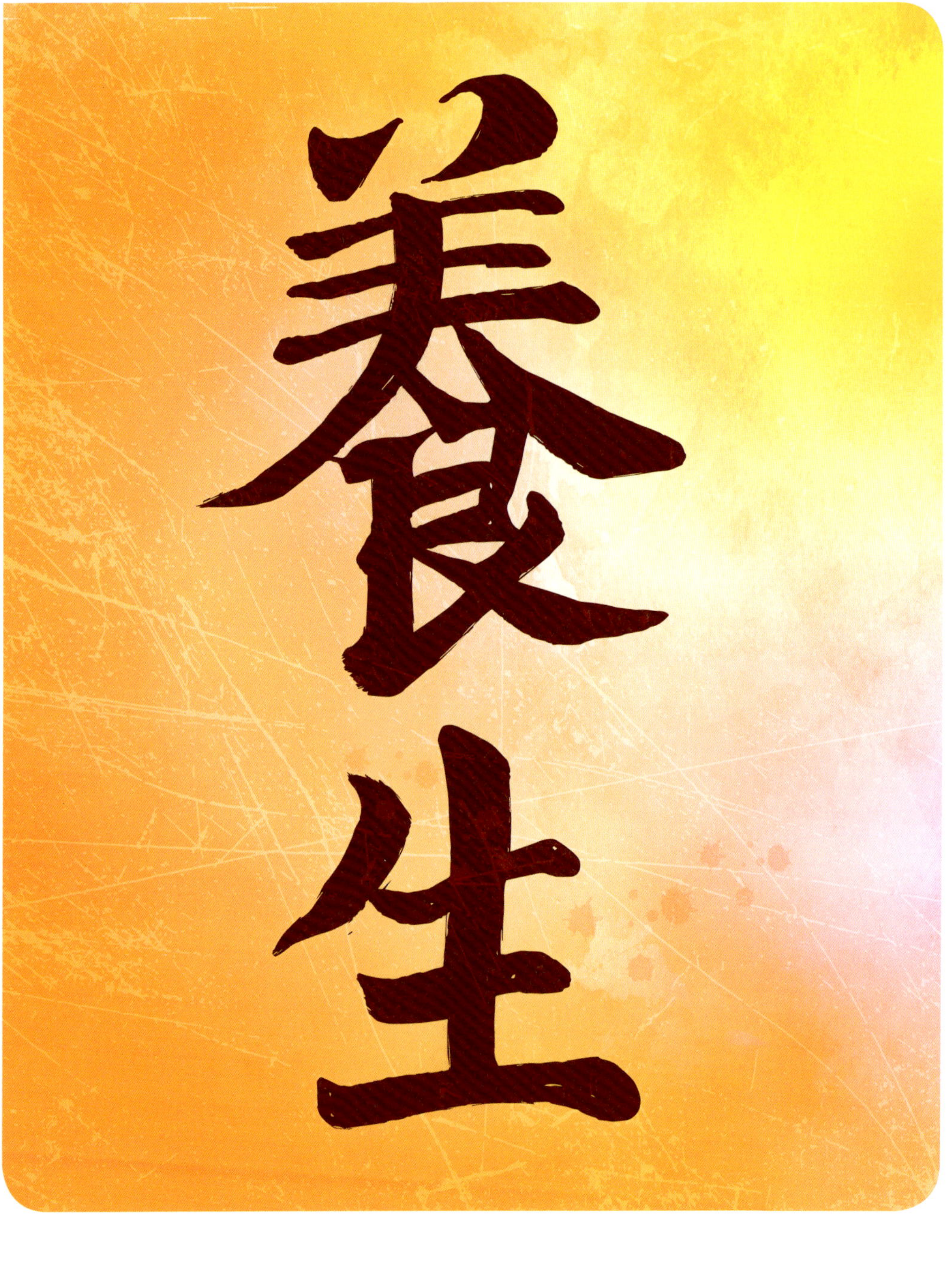
養生

Liebe Leserin, lieber Leser

selbst nach vielen Jahren Arbeit in meiner Praxis bin ich immer wieder davon berührt, wie einzigartig alle Menschen sind und wie wertvoll es ist, in dem begleitenden Prozess der Behandlung das Wissen der Traditionellen Chinesischen Medizin einsetzen zu können.

Mein Weg des »Lernens« wird seit vielen Jahren durch LehrerInnen begleitet, die es verstehen, das Wissen nicht nur zu lehren, sondern auch die notwendige Neugierde und Begeisterung zu vermitteln. Ich möchte mich hier ganz besonders bei Friedlinde Adt-Bauckhage und Sigrid Klain bedanken – meinen 5-Elemente-Lehrerinnen im Aus- und Weiterbildungszentrum für Klassische Akupunktur und Traditionelle Chinesische Medizin e.V. in Offenbach / Frankfurt.

Es gibt immer dynamische Wandlungen zu jeder Zeit im Leben – es geht um Werden, Veränderung und Vergehen. Dieses Buch soll Ihnen über die verschiedenen Aspekte der 5 Elemente und der Organuhr Einblicke geben in die Vielfalt der Rhythmen, Zyklen und Wandlungen, die die Natur und damit den Menschen von der Geburt bis zum Tod beeinflussen.

Ihre Rosemarie Heyny

« Das Schriftzeichen Yangsheng bedeutet »Pflege des Lebens«. Dieser Begriff bezeichnet die lange Tradition der Kultivierung des Lebens auf körperlicher, seelischer und geistiger Ebene.

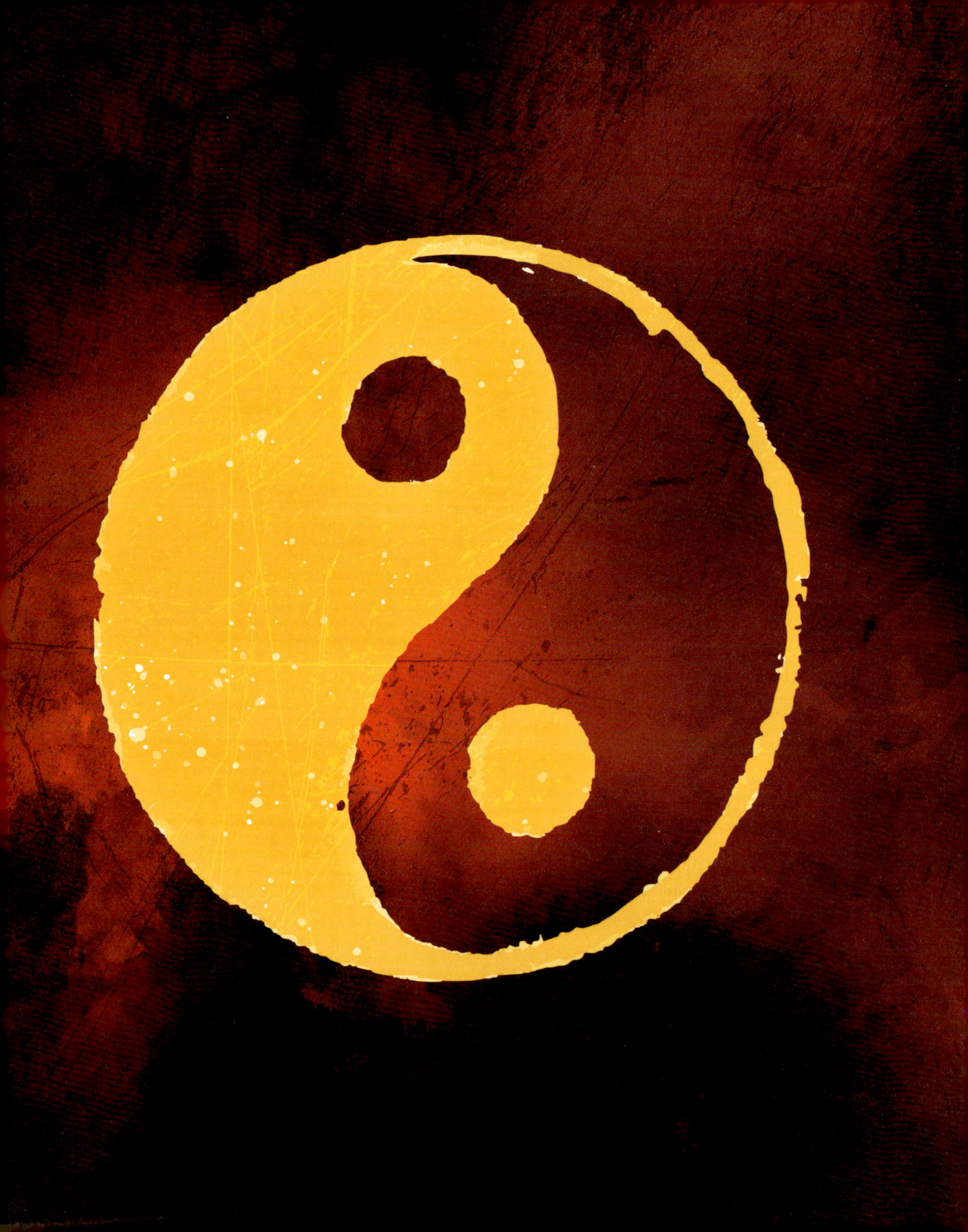

Chinesische Medizin

Als Traditionelle Chinesische Medizin bezeichnet man die heilkundliche Theorie (Diagnose) und Praxis (Therapie), die sich über 2000 Jahre hinweg in China entwickelt haben.

Traditionelle Chinesische Medizin und 5 Elemente

Die Lehre der 5 Elemente als ein Aspekt der TCM ist in der traditionellen chinesischen Philosophie verankert und basiert auf Beobachtungen der Natur, die sich im Menschen widerspiegeln.

Je tiefer ich über die Jahre in das ganzheitliche Denken der Chinesischen Medizin eingetaucht bin, desto mehr Fragen haben sich für mich ergeben. Die Fragen werden nicht verschwinden, im Gegenteil, sie sind ein ständiger Begleiter und fördern den Impuls, immer wieder offen zu sein für Neues und oft auch Unerwartetes. Es ist wie eine Reise, die zwar durch das Lernen der Theorie geplant werden kann, aber deren tatsächlicher Verlauf durch die Verbindung zum »Gesamten« bestimmt wird und daher vorher nicht genau festgelegt werden kann.

Während einer Therapie sollte also immer wieder geprüft werden, welcher Weg in der Behandlung der jeweils richtige ist, und dieser sollte gemeinsam mit dem Patienten fein abgestimmt werden.

Gesundheit und Krankheit werden subjektiv sehr unterschiedlich empfunden, gerade deshalb ist es wichtig, die Bedürfnisse des Einzelnen genau zu erfassen. Darüber hinaus haben viele Faktoren Einfluss auf die Gesundheit und das Wohlbefinden, z. B. der kulturelle Hintergrund oder auch Lebens- und Arbeitsbedingungen.

Damit ist es nicht möglich, die Begriffe »Gesundheit« und »Krankheit« allgemeingültig zu definieren. Gesundheit und Krankheit sollten nicht isoliert betrachtet werden – beide sind Teil des Lebens!

Die Chinesische Medizin, als eine der großen naturheilkundlichen Disziplinen, beschreibt es eindrücklich mit den Worten: »Es wird nicht die Krankheit behandelt sondern der Mensch!«

Bereits kleinste Abweichungen vom gewohnten Lebensrhythmus können die eigene Balance stören und wenn die Störungen über einen längeren Zeitraum bestehen bleiben, können sie dazu führen, dass die eigenen Reserven nicht ausreichen und der Mensch krank wird.

Wir können auf verschiedenen Ebenen »krank« werden – körperlich, geistig und sozial – diese drei Formen stehen in einer engen Beziehung zueinander. Beispielsweise kann jemand körperliche Beschwerden haben, die großen Stress und Ängste auslösen, woraus sich dann psychische Probleme bis hin zum Verlust von sozialen Kontakten entwickeln können.

Die 5 Elemente in der Chinesischen Medizin und das Konzept der Organuhr können Ungleichgewichte frühzeitig anzeigen und somit wertvolle Hinweise dafür geben, wie man beispielsweise über Änderungen in der Lebensführung dem Entstehen von Krankheit frühzeitig entgegenwirken kann.

In einem alten Text aus China heißt es: »Ein Arzt, der eine Krankheit behandelt bevor sie ausbricht, ist ein guter Arzt.«

Geschichte der 5 Elemente

Das Buch »Huang Di Nei Jing« – erstellt im dritten Jahrtausend v. Chr. – besteht aus zwei Teilen – dem Su Wen und dem Ling Shu – und ist eines der ältesten Standardwerke der Chinesischen Medizin. Es wurde übersetzt als das »Buch des Gelben Kaisers zur Inneren Medizin« und wird bis heute grundlegend in der Ausbildung zur Chinesischen Medizin verwendet.

»Das Buch des Gelben Kaisers« ist einer der wichtigsten Klassiker des Daoismus und zeichnet ein ganzheitliches Bild des menschlichen Lebens. In ihm werden alle Einflüsse berücksichtigt, sowohl äußere, wie z. B. klimatische oder jahreszeitliche, als auch innere, z. B. Emotionen und unsere Reaktionen darauf.

Schon damals gab es ein großes Wissen über den natürlichen Weg zur Gesundheit: Alle Phänomene der Welt unterstützen und stärken unsere natürliche Lebenskraft, können sie aber auch einschränken und unterdrücken.

Das Buch beschränkt sich nicht nur auf medizinische Fragen, sondern es behandelt alle Facetten des menschlichen Lebens – Geburt, Wachstum, Fortpflanzung und Tod.

Das Wort »Daoismus« leitet sich von »Dao« (ab und an auch »Tao« geschrieben) ab, einem Begriff der chinesischen Philosophie und Religion, und bedeutet »der rechte Weg«. Das Dao ist die höchste Wirklichkeit, auch die Dinge der Ordnung entstehen aus ihm, ähnlich einem Naturgesetz. Es ist Ursprung und Vereinigung der Gegensätze. Damit ist es letztendlich undefinierbar. Es ist unergründbar, es hat keinen Anfang und kein Ende, keine Zeit und keinen Ort.

Durch das Wirken des Dao wird die Schöpfung durch Dualität, das Yin und das Yang, Licht und Schatten, hervorgebracht, aus deren Wandlungen, Bewegungen und Wechselspielen dann die Welt hervorgeht.

» *Das Tao, das sich mit Worten beschreiben lässt,*
ist nicht das wahre Tao. «

Laotse

Neben dem Daoismus hatte aber auch der Konfuzianismus einen starken Einfluss auf die Entwicklung in China. Der Konfuzianismus basiert sowohl auf einer religiösen als auch auf einer philosophischen Weltanschauung. Im Zentrum der Lehre steht der Mensch als Teil der Gesellschaft. Dieser soll nach moralisch-ethischer Vervollkommnung streben und sich dabei an den fünf Tugenden orientieren.

Jede dieser Tugenden hat auch ihre Entsprechung in einem der 5 Elemente:

- Menschlichkeit – Element Holz
- Sittlichkeit bzw. ritueller Anstand – Element Feuer
- Aufrichtigkeit – Element Erde
- Gerechtigkeit – Element Metall
- Weisheit – Element Wasser

Wer entsprechend diesen Tugenden lebt, verändert sich allein dadurch zum Guten. Im Konfuzianismus geht es also darum, wie man sich als Mensch zu verhalten hat, um ein guter, tugendhafter Mensch zu sein, und darum, dass man dem Himmel untersteht und sich nach diesem richten muss. Das löst einen Dominoeffekt aus, der auf die Mitmenschen und schließlich den gesamten Kosmos wirkt und folglich die eigentliche Urordnung wiederherstellt.

Die Lehre der 5 Elemente in der Chinesischen Medizin basiert auf diesen beiden Grundlagen des Daoismus und Konfuzianismus, was in den folgenden Kapiteln zu den einzelnen Elementen verdeutlicht werden soll.

Yin und Yang

Im Daoismus bezeichnet »Taiji« die Einheit der sich ergänzenden Gegensätze Yin und Yang. Durch das Taiji kommt zum Ausdruck, dass alle Dinge in Harmonie miteinander stehen und dass auch scheinbare Gegensätze, wie z. B. Hell und Dunkel, denselben Ursprung haben. Erst durch dessen Kraft werden die beiden Pole Yin und Yang hervorgebracht. Yin und Yang beschreiben keinen statischen Zustand, sondern befinden sich in einem permanenten Wandel.

Im Konfuzianismus dagegen wird das Taiji als das ordnende Urprinzip des Universums angesehen.

» *Das Taiji ist das Höchste von allem, jenseits dessen nichts sein kann.* «

Zhu Xi – chinesischer Philosoph

Die Darstellung im Kreis, d. h. als Kosmos, zeigt, dass alles in Beziehung zueinander steht und ein ständiger Wandel stattfindet:

- Wo Yang zunimmt, da nimmt Yin ab.
- Wo Yin zunimmt, da nimmt Yang ab.
- Im stärksten Yin sitzt der Keim des Yang.
- Im stärksten Yang sitzt der Keim des Yin.

Die Idee, dass auf allen Ebenen eine Harmonie besteht, ist tief verwurzelt in der ostasiatischen Kultur. Dies spiegelt sich in vielen Bereichen wider, wie z. B. in der Spiritualität, dem Wohnen (Feng-Shui) oder auch in der Medizin.

Das Denken in den Kategorien von Yin und Yang ist in westlichen Ländern oftmals ungewohnt, da es mit Yin und Yang ein Sowohl-als-auch gibt. Yin und Yang sind eben nicht trennbar, sie bedingen sich gegenseitig, sie ergänzen sich, sie erzeugen sich, sie nähren sich, aber sie bekämpfen sich auch.

Das alte Schriftzeichen für »Yin« zeigt die Schattenseite eines Berges und das für »Yang« dessen Sonnenseite.

Yin symbolisiert das Weibliche, die Nacht, die Dunkelheit. Es gibt die Struktur und ist passiv.

Yang hingegen symbolisiert das Männliche, den Tag, die Helligkeit. Es gibt die Dynamik und ist aktiv.

Auch in der Lehre der 5 Elemente in der Chinesischen Medizin kann man dieses Konzept sehr gut erkennen. Alles nimmt im Element Holz seinen Neuanfang – der Frühling, die Geburt: Damit wird die große Yang-Kraft dieses Elementes ersichtlich. Danach folgt das Element Feuer, das höchste Yang – der Sommer: Alles ist auf dem Höhepunkt, es gibt eine große Dynamik. Dem schließt sich das Element Erde an, die Bewegung geht ins Zentrum – der Spätsommer: Es fühlt sich an, als käme alles für einen Moment zu einem feinen Stillstand. Als ein Zeichen des Yin hat das Element Erde wenig Dynamik. Es ist alles da. Dagegen wird im folgenden Element, dem Metall, die nach innen und unten gerichtete Bewegung sehr deutlich – der Herbst, Abschied nehmen: Es wird langsam dunkler und kühler, das Yin nimmt weiter zu. Im Element Wasser ist dann das größte Yin erreicht – der Winter: Es ist dunkel und kalt, alles zieht sich zusammen und ist verborgen unter der Erde. Es ist die Zeit der Vorbereitung auf einen neuen Frühling und damit auf einen neuen Zyklus. Jedem Höhepunkt folgt ein Tiefpunkt und umgekehrt, es herrscht ein immerwährender Wechsel zwischen Yin und Yang.

Dies kann auch am Verlauf eines Tages deutlich gemacht werden: Morgens ist

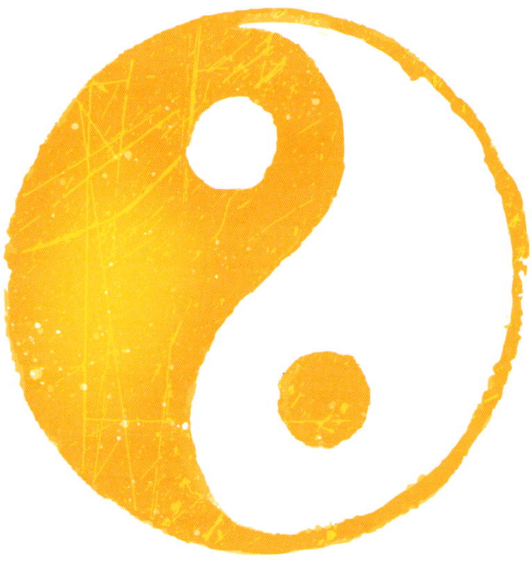

Yin und Yang

die Yang-Kraft sehr groß und erreicht am Mittag um 12:00 Uhr ihr Maximum. Von jetzt an nimmt das Yang wieder ab und das Yin wird stärker, bis es um 0:00 Uhr seinen Höhepunkt erreicht hat.

Übertragen auf den Menschen bedeutet das, dass wir uns den natürlichen Zyklen anpassen sollten. Wir können mehr in die Ruhe gehen, wenn das Yin zunimmt, und aktiver werden, wenn das Yang und damit die Kraft zunehmen.

In der Chinesischen Medizin sind Yin und Yang allgegenwärtig. Yin und Yang sind in allen Strukturen des menschlichen Körpers zu finden. Zu beachten ist, dass Yin und Yang immer in Beziehung stehen. So ist beispielsweise die Rückseite des Menschen Yang im Verhältnis zur Vorderseite, die Yin ist. Oder der Kopf ist oben und damit Yang im Verhältnis zu den Füßen, die unten und damit Yin sind.

Auch bei den Organen gibt es immer ein Yin- und ein Yang-Organ, die entsprechend einem der 5 Elemente zugeordnet werden.

Die Yin-Organe werden Zang-Organe oder Speicher-Organe genannt. Sie haben die Aufgabe, Essenzen und auch spirituelle Aspekte zu speichern und zu bewahren. Die Yang-Organe hingegen werden als Fu-Organe oder Hohl-Organe bezeichnet. Sie sind für Transformation, Umwandlung und Ausscheidung zuständig.

Beispiele für Manifestationen von Yin und Yang

Yin	Yang
Erde	Himmel
Mond	Sonne
Nacht	Tag
Winter	Sommer
Kälte	Wärme
Weibliches Prinzip	Männliches Prinzip
Ruhe	Bewegung
Innen	Außen
Unten (Füße)	Oben (Kopf)
Körpervorderseite	Körperrückseite

Die verschiedenen Aspekte und Aufgaben der Yin- und Yang-Organe werden jeweils in den Kapiteln der einzelnen Elemente wie auch im Kapitel zur Organuhr näher erläutert.

Übersicht über die 5 Elemente mit den ihnen zugeordneten Yin- und Yang-Organen

	Yin-Organ	**Yang-Organ**
Holz	Leber	Gallenblase
Feuer	Herz Perikard	Dünndarm Dreifach-Erwärmer
Erde	Milz	Magen
Metall	Lunge	Dickdarm
Wasser	Niere	Blase

Leben mit Rhythmen und Zyklen

Unser gesamtes Leben ist von Zyklen geprägt, die sich sowohl in der Natur als auch im Menschen in vielfältiger Weise widerspiegeln.

Zyklus bedeutet hier nicht eine ständige Wiederholung, sondern eine kontinuierliche Weiterentwicklung, es werden verschiedene Energien zum Ausdruck gebracht, die sich immer wieder wandeln.

Die verschiedenen Zyklen der Natur haben großen Einfluss auf unser Leben, so z. B. der Jahreszyklus, der Tageszyklus oder auch der Mondzyklus. Auch im Menschen selbst sind die verschiedenen Zyklen bzw. Rhythmen, wie z. B. der Atemrhythmus, der Herzrhythmus oder auch der Menstruationszyklus, von großer Bedeutung.

Der Zyklus der Jahreszeiten

Im Zyklus der Natur steckt sehr viel Hoffnung, denn er zeigt uns Menschen, dass es immer um Werden und Vergänglichkeit geht.

Energiereicher Frühling

Jedem Anfang wohnt ein Zauber inne – dies beschreibt sehr gut die Energie des Frühlings. Im Frühling spürt man die große Kraft der Natur, sich zu entfalten. Das Wachstum setzt eine große Energie frei, die Hildegard von Bingen als Grünkraft beschrieben hat. Alles folgt einem genauen Zeitplan. Jeder noch so kleine Keimling sucht nun seinen Weg an die Oberfläche – eine sehr zielgerichtete Bewegung, die viel Mut und Ausdauer erfordert. Auch der Mensch kann den Aufruhr zu dieser Zeit spüren, diese Energie schenkt uns große Lebendigkeit, es ist eine Zeit der Veränderung, alles ist in Bewegung, Neues kann entstehen.

Kraftvoller Sommer

Der Sommer bringt die größte Kraft mit sich, das große Erblühen, alles ist bunt, auch wir Menschen sind jetzt viel im Außen. Die Wärme spendet uns Kraft und Leichtigkeit. Es ist der Höhepunkt des Yang und spiegelt trotzdem schon, dass der Wandel, der zum Spätsommer ansteht, eine andere Richtung nehmen wird, nämlich zum Yin und damit hin zu einer deutlich ruhigeren Phase.

Gerade der Spätsommer verwöhnt uns mit einer großen Üppigkeit, alles ist in Fülle vorhanden, wir können jetzt etwas ausruhen und uns an der Üppigkeit bedienen, es ist wie ein kurzes Innehalten. Jetzt ist die Zeit der Vorsorge. Die Vorräte für den Winter werden angelegt.

Hoffnungsvoller Herbst

Im Herbst, in dem die Yin-Qualität noch deutlicher zum Vorschein kommt, fallen die Blätter zu Boden. Es geht darum, Abschied zu nehmen, und gleichzeitig um das Vertrauen, dass in diesem kleinen Tod auch bereits durch die Ausbreitung der neuen Samen, die jetzt zu Boden fallen, der Anfang für den Neubeginn im Frühling gelegt wird.

Beruhigender Winter

Dann kehrt im Winter, in tiefstem Yin, eine große Ruhe ein, alles zieht sich zurück unter die Erde und ruht. Auch wir Menschen ziehen uns mehr in »unsere vier Wände« zurück und kommen zur Ruhe. Diese Ruhe braucht es, um zu regenerieren. In der Tiefe kann sich ganz langsam und unbemerkt die neue Kraft entfalten, die dann im Frühling wieder an die Oberfläche kommt.

Tag-und-Nacht-Rhythmus

Das gesamte Leben ist Rhythmus, es wird keine Gleichförmigkeit angestrebt, sondern eine Bewegung, die immer zu Wandel führt.

Der zirkadiane Rhythmus ist die Fähigkeit eines Organismus, physiologische Vorgänge auf eine Periodenlänge von etwa 24 Stunden zu synchronisieren. Der wichtigste zirkadiane Rhythmus ist der Schlaf-Wach-Rhythmus. Dieser ermöglicht es dem Menschen, sich zeitlich zu orientieren und alle periodisch wiederkehrenden Abläufe wie Schlafen oder die Nahrungsaufnahme in einem rhythmischen Ablauf durchzuführen.

Jeder Mensch hat aber auch einen eigenen Biorhythmus, dem wir eigentlich folgen sollten. Doch die Anforderungen im Außen sind mit diesem oft nicht kompatibel. Das merken z. B. viele Menschen, wenn sie morgens durch den Wecker geweckt werden und sich noch sehr müde und unausgeschlafen fühlen. Natürlich kann man dann schauen, ob die Schlafzeit ausreichend war, doch sehr oft ist das nicht das Problem, sondern die eigene innere Uhr, die sich diesem künstlichen Rhythmus nicht recht anpassen kann.

Am Tag-und-Nacht-Rhythmus kann man deutlich das alternierende Zu- und Abnehmen der Yin- und Yang-Kraft erkennen. Yin und Yang folgen einem genauen Rhythmus und stehen in einem engen Kontakt zueinander.

Aus Sicht der Chinesischen Medizin können wir in der Nacht unsere Yin-Energien regenerieren und nähren. Allerdings beginnt bereits ab 0:00 Uhr in der Nacht das Yang wieder ganz zart aktiv zu werden. Deshalb ist es sinnvoll, abends nicht zu spät ins Bett zu gehen. Bei Menschen, die regelmäßig nachts arbeiten müssen, kann sich das Yin meist nicht gut regenerieren, obwohl der Schlaf ja scheinbar am Tag nachgeholt wurde. Das kann auf längere Zeit zu vielfältigen Symptomen und Beschwerden, wie z. B. Schlafstörungen oder auch Erschöpfung, führen.

Dazu kommt, dass es z. B. bei Schichtarbeit oftmals nicht möglich ist, regelmäßige Mahlzeiten zu sich zu nehmen. Dies hat dann aus chinesischer Sicht gravierende Auswirkungen auf das Element Erde, bzw. die Organe Milz und Magen. Die Aufgabe der Erde ist es, über die Ernährung ausreichend nährende Energien zu bilden und bereitzustellen. Die Aufgabe des Erde-Elements besteht auch darin, für einen harmonischen Rhythmus im Bereich aller Abläufe des Lebens zu sorgen. Gerade regelmäßige und ausgewogene Mahlzeiten können die Erde und damit Milz und Magen sehr gut unterstützen.

Viele Menschen kennen das Problem, wenn sie abends zu spät gegessen haben, nicht einschlafen zu können oder schlecht zu schlafen. Der Magen hat am Abend zwischen 19:00 Uhr und 21:00 Uhr entsprechend der Organuhr sein energetisches Minimum erreicht und kann dadurch nicht die entsprechende Energie für die Aufnahme und Weiterverarbeitung der Nahrung zur Verfügung stellen.

Dies sind nur wenige Beispiele, die verdeutlichen, dass es immer wieder wichtig ist zu schauen, ob wir im Einklang mit den verschiedenen Rhythmen leben. Bei einem Ungleichgewicht, das über längere Zeit besteht, können sich viele Beschwerden und Symptome bis hin zu schwerwiegenden Erkrankungen entwickeln.

Die Lebenszyklen aus Sicht der Chinesischen Medizin

Im »Huang Di Nei Jing« (»Buch des Gelben Kaisers zur Inneren Medizin«) diskutiert der Gelbe Kaiser Huang Di mit seinem Minister Qi Bo über verschiedene Themen der Medizin. In einem der Kapitel geht es um das Thema »Wie lebe ich im Einklang mit dem Dao – dem Weg des Lebens?«. Im alten China führten die Menschen ein ruhiges Leben, sie waren frei von exzessiven Wünschen und Strebungen. Sie arbeiteten, ohne sich zu erschöpfen, und da sie ein einfaches Leben führten, kannten sie auch Zufriedenheit. Ein Teil des Kapitels im »Huang Di Nei Jing« beleuchtet auch die Fragestellung, ob es für alles eine »rechte« Zeit im Leben gibt. In dem Klassiker werden die Veränderungen, die das Älterwerden mit sich bringt, entsprechend den 7er- und 8er-Jahreszyklen bei Mann und Frau beschrieben.

7-Jahres-Zyklus der Frau

Die reproduktive Physiologie der Frau ist so angelegt, dass die Nieren-Energie – unsere angeborene Essenz – im Alter von 7 Jahren ihren Höchststand erreicht. Das Kind wächst und gedeiht. Mit 14 Jahren reift die Essenz der Fruchtbarkeit, die erste Menstruation stellt sich ein und Empfängnis wird möglich. Aus heutiger Sicht würden wir diese Zeit als Pubertät beschreiben. Alles ist im Wandel, der Übergang vom Kind zur jungen Frau findet statt. Mit 21 Jahren ist die Nieren-Energie stark und der Körper steht in voller Blüte. Es ist die Zeit der jungen erwachsenen Frau, die voll im Leben steht. Im Alter von 28 Jahren hat sie den Höhepunkt ihrer Entwicklung erreicht.

Nun wäre energetisch der beste Zeitpunkt, Kinder zu bekommen. Im Alter von 35 Jahren zeigen sich bereits die ersten Falten im Gesicht und das Haar wird dünner. Dies ist die Zeit, um wieder zur inneren Ruhe zu finden, da die Energien nun nicht mehr im »Überfluss« zur Verfügung stehen. Im Alter von 42 Jahren bilden sich deutliche Falten im Gesicht und das Haar beginnt zu ergrauen. Im Alter von 49 Jahren versiegt die Menstruation und die Frau ist nicht länger in der Lage zu empfangen. Es ist der Übergang zur reifen Frau, mit all seinem Wandel, den das Klimakterium mit sich bringt.

In diesem Zusammenhang legen wir bei der Thematik ein besonderes Augenmerk auf den weiblichen Zyklus. Gerade der Menstruationszyklus der Frau kann viele Hinweise auf bestehende Ungleichgewichte geben, die meist erst größere Beachtung finden, wenn das Thema Kinderwunsch im Leben des Paares eine Rolle spielt. Die zwei Phasen des weiblichen Zyklus können aus Sicht der Chinesischen Medizin Yin und Yang zugeordnet werden. Im Verlauf des Zyklus wandeln sich Yin und Yang unaufhörlich, sie wachsen abwechselnd und gehen auf dem Höhepunkt der Entfaltung in ihr Gegenteil über. In China wird der weibliche Zyklus auch als Ebbe und Flut beschrieben. Wenn die Frau ein gutes Gespür für dieses feine Wechselspiel entwickelt, kann sie im Fluss ihrer eigenen Kräfte und Energie leben und auf große Kraftreserven zurückgreifen (siehe Literaturverzeichnis »Der Weg der Kaiserin«).

Den energetischen Bewegungen von Yin und Yang in den einzelnen Phasen des Zyklus können Sie gut nachspüren und dadurch ein Gefühl dafür entwickeln, was Ihnen selbst guttun könnte. Bitte beachten Sie dabei, dass sich durch eine hormonelle Verhütungsmethode der eigentliche physiologische Zyklus verändert und damit auch die einzelnen Phasen dieser energetischen Bewegungen nicht mehr gleichwertig spürbar sind.

Die Phase direkt nach der Menstruation ist eine ruhige Phase. Die Yin-Kraft entwickelt sich und es entsteht zunehmend eine ruhige und stabile innere Gelassenheit. Es geht in dieser Zeit mehr um den Blick nach innen, vieles kann überdacht werden und es werden Ressourcen gesammelt. In der sich anschließenden Phase in der Mitte des Zyklus, der Zeit des Eisprungs, entwickelt sich das junge Yang. Diese Yang-Energie setzt nun das vollentwickelte Yin in Aufruhr. Die große

Yang-Kraft ist wie ein zündender Funke und initiiert den Eisprung. Die Phase danach, die sogenannte prämenstruelle Phase, lässt das Yang weiter anwachsen. Durch das Überwiegen des Yang entstehen eine große Kraft und meist viel Lust an körperlicher Aktivität. Es ist die Zeit, mehr nach außen zu gehen, geplante Vorhaben zu realisieren.

Als Höhepunkt der Yang-Entfaltung vervollständigt sich der Zyklus mit dem erneuten Einsetzen der Menstruationsblutung. Yin und Yang nehmen durch das Ausscheiden des Blutes ab. Wenn es zu einer Empfängnis gekommen ist, bleibt die Menstruation aus, Yin und Yang nehmen nicht ab, im Gegenteil, das nun bleibende starke Yang sorgt dafür, dass der Embryo sich gut und sicher in der Gebärmutterschleimhaut einnisten kann. In der westlichen Medizin würde das dem Hormon Progesteron (Gelbkörperhormon) entsprechen, das in einer frühen Schwangerschaft verstärkt von der Plazenta gebildet wird.

8-Jahres-Zyklus des Mannes

Im Alter von 8 Jahren erreicht die Nieren-Energie beim Mann ihren Höchststand. Das bleibende Gebiss bildet sich aus und das Haar wächst. Im Alter von 16 Jahren ist die Nieren-Energie mächtig und ermöglicht die Fortpflanzung. Die Zeit der Pubertät mit der deutlichen »Kraft« des jungen Mannes wird hier beschrieben. Mit 24 Jahren erreichen die Sehnen und Knochen ihre volle Stärke. Mit 32 Jahren stehen die männlichen Funktionen in voller Blüte. Die in der Niere gespeicherte überschüssige Energie steht nun voll und ganz für die Fortpflanzung zur Verfügung. Mit 40 Jahren beginnt die Nieren-Energie zu welken, das Haar fängt an auszufallen. Im Alter von 48 Jahren wird das Gesicht des Mannes fahl und die Haare grau. Mit 56 Jahren nimmt die Elastizität der Sehnen ab. Mit 64 Jahren kommt es zu einer Erschöpfung der Nieren-Energie, die sich in Müdigkeit und Schwäche zeigt. Das Energie-Reservoir der Niere leert sich allmählich, was das Ende der Zeugungsfähigkeit bedeutet.

Rituale

Unser gesamtes Leben ist von Veränderungen geprägt, vieles geschieht einfach, manches braucht Raum und Aufmerksamkeit, um gut gelingen zu können.

Der Alltag ist von vielen Ritualen durchzogen, die uns oft gar nicht bewusst sind, so z.B. der morgendliche Kaffee oder das tägliche Lesen der Zeitung. Damit bekommt unser Leben Struktur, Rhythmus und dadurch auch Sicherheit. Gerade auch für Kinder sind feste Rituale, wie z.B. das Vorlesen vor dem Zubettgehen eine gute Möglichkeit, sich in täglichen Abläufen gut zurecht zu finden und ein Gefühl von Geborgenheit und Nähe zu empfinden.

Viele Rituale geben den Rhythmus für zeitliche und soziale Abläufe vor, so wie zum Beispiel der Jahreswechsel, die Geburt, die Hochzeit oder der Tod und die Trauer. Auch religiöse Rituale finden sich im gesamten Jahreskalender wieder. All diese Rituale sind fester Bestandteil in allen Kulturen, sie unterscheiden sich aber inhaltlich mit ihren ganz eigenen Besonderheiten oft stark voneinander.

Rituale sind zudem eng verknüpft mit Traditionen, die in der „modernen" Welt lange Zeit als veraltet galten und immer weniger Platz gefunden haben. Da sie aber Einfluss auf unser Lebensgefühl haben und uns auch Halt geben, sind sie wichtige Bestandteile unseres Lebens und werden auf ganz verschiedene Art oft wieder neu entdeckt.

Der Jahreswechsel – Rückschau und Neubeginn

Das Ende eines Jahres ist eine Zeit, in der unsere Energie sehr nach innen in die Tiefe gerichtet ist. Diesen Übergang zum neuen Jahr bewusst wahrzunehmen und zu gestalten, bringt Sie gut mit dem Rhythmus der Natur und Ihrem eigenen Energiefluss in Kontakt.

Zum Jahresende:

- Schreiben Sie Ihren persönlichen Jahresrückblick, nehmen Sie bewusst wahr, welch große Fülle an Ereignissen das Jahr mit sich gebracht hat.
- Lassen Sie »Altes« los, dabei kann es sich um materielle Dinge handeln, aber auch um Beziehungen oder Freundschaften, die sich nicht mehr stimmig anfühlen.

Zum Jahresneubeginn:

- »Laden Sie das Neue Jahr ein« – und nehmen Sie sich Ruhe und Zeit dafür.
- Wenden Sie sich Ihrer eigenen Vision für das Neue Jahr zu. Was ist Ihnen wichtig, was braucht es dazu?

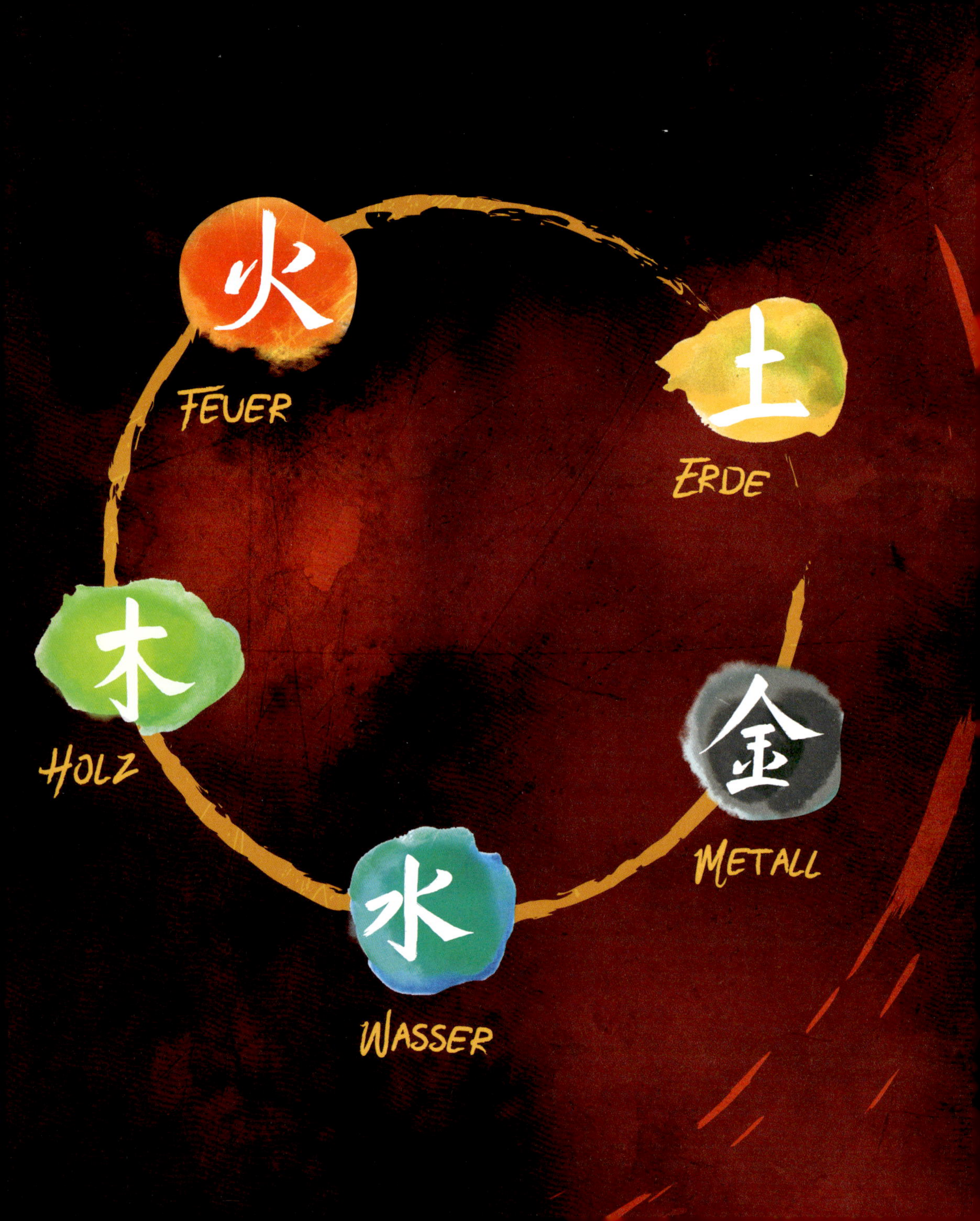

火
FEUER
土
ERDE
木
HOLZ
金
METALL
水
WASSER

Die 5 Elemente

Die 5 Elemente sind ein Modell für die Vielfalt des Lebens und seine Wandlungen.

Die 5 Wandlungsphasen

Die 5 Elemente sind Kräfte der Natur, sie sind ein Modell für alle zyklischen Wandlungen. Alles ist in Bewegung und folgt durch fein abgestimmte Interaktionen einem »großen, höheren Plan«.

Die Begriffe »5 Elemente« und »5 Wandlungsphasen« werden oft synonym verwendet. Der chinesische Begriff für das Konzept der 5 Wandlungsphasen lautet Wu Xing und wird oft mit »5 Elemente« übersetzt. Aber bei genauer Betrachtung wird deutlich, dass diese Übersetzung nicht ganz korrekt ist. »Wu« bedeutet die Zahl Fünf und »Xing« heißt »Durchgang« oder »Bewegung«, d. h., hier wird ein Prozess beschrieben, der im Bereich des Lebendigen abläuft, und nicht ein Element im Sinne von Bestandteil. Die 5 Wandlungsphasen beschreiben also, dass alle zyklischen Prozesse einem ständigen Wandel unterworfen sind.

Wenn in den folgenden Kapiteln von Organen die Rede ist, ist es wichtig zu beachten, dass die Organe aus chinesischer Sicht einen größeren Bezug im Menschen haben als nur die rein anatomische Struktur und Funktion, wie wir sie im Westen kennen. Die Organe haben Bezug zu allen Ebenen des Körpers und der Seele.

Zudem ist der Mensch nicht losgelöst von der Natur, sondern ein Teil von ihr. Sein

Organismus, seine körperlichen, geistigen und seelischen Funktionen spiegeln die Ordnung der Natur wider, damit ist er ein Mikrokosmos. Gesundheit und Wohlbefinden basieren darauf, die Gesetze der Natur zu achten und im Einklang mit ihnen zu leben. Eine frische und saisonale Ernährung verbindet uns stark mit der Natur, man kann es riechen und schmecken. Erkunden Sie die Natur zu jeder Jahreszeit bei einem Spaziergang, es kann immer der gleiche Weg sein, doch alles um Sie herum ist in Bewegung und verändert sich.

Denken Sie auch daran: Jedes Element ist zu jeder Zeit gegenwärtig und lebensnotwendig. Die Natur durchläuft ihren natürlichen Wandel, auch die Natur des Menschen folgt diesem Muster: reifen, wachsen, blühen und vergehen. In jeder Lebensphase wird es besondere Umstände geben, die dann eine besondere Betonung auf ein Element hervorbringen, gleichzeitig aber ist es wichtig, keinen der anderen Aspekte zu sehr zu betonen oder zu verleugnen. Gerade in unserer westlichen Gesellschaft fällt es vielen Menschen oft schwer, auch Zeiten der Ruhe, Besinnung und inneren Einkehr als notwendig und produktiv zu empfinden. Große Dynamik, hohe Leistung, Erfolg und Spaß stehen häufig an erster Stelle, während die nährenden Aspekte zu kurz kommen.

Die Lehre der 5 Elemente betont, dass Gesundheit nur dann bestehen kann, wenn alle Elemente in der jeweils angemessenen Weise durchlaufen werden; nur durch ein korrektes Zusammenspiel kann Harmonie entstehen.

Im Folgenden werden alle Elemente hinsichtlich folgender zugehöriger Themen beschrieben: Energiebewegung, Jahreszeit, Farbe, Klima, zugeordnete Organe, Geschmacksrichtung, Emotion, Stimmausdruck, Körpergewebe und Sinnesorgan.

So spielen beispielsweise die unterschiedlichen Geschmacksrichtungen in der Diätetik eine wichtige Rolle. Jede Mahlzeit sollte möglichst alle fünf Geschmacksrichtungen (sauer, bitter, süß, scharf und salzig) enthalten. Ein ausgeprägtes Verlangen oder eine Abneigung gegen eine der 5 Geschmacksqualitäten, die den einzelnen Elementen zugeordnet sind, kann auf eine Störung im jeweiligen Element hindeuten. Eine individuell abgestimmte Ernährung nach den 5 Elementen soll dieses Gleichgewicht erhalten oder wiederherstellen.

Das Element Holz

Das chinesische Schriftzeichen für »Holz« steht sowohl für die Verwurzelung als auch das Wachstum. Ein Baum vermittelt sehr gut die Vorstellung vom Element Holz.

Energiebewegung

Die Energiebewegung dieses Elementes geht gleichzeitig sowohl nach außen und innen als auch nach oben und unten.

Ein Baum wächst sein ganzes Leben lang, er biegt sich im Wind, muss dabei aber immer gut verwurzelt sein. Das macht seine Beständigkeit aus und zeugt von starker Lebenskraft.

Für den Menschen bedeutet das, einen festen Stand sowie Wachstum und Stärke zu haben, und dabei auch anpassungsfähig zu sein.

Jahreszeit: Frühling

» *In langen Schritten durchmisst man die Räume des Hauses, das Haar gelöst, der Körper entspannt, so drückt sich der Lebenswille aus.* «

Su Wen, Kapitel 2

Der Frühling ist die Zeit des Anfangs und Neubeginns, auch die Zeit der Geburt. Es braucht große Kraft und Klarheit sowie Mut und Entschlossenheit, wenn der Keimling aus der Tiefe seine Lebenskraft entfaltet und nach oben strebt.

Man kann im Frühling diese Energie gut spüren – große Dynamik, viel Elan, neue Ideen, Pläne werden gemacht und Visionen entstehen. Wenn die Balance im Holz-Element gestört ist, beschreiben die Menschen oft, dass sich die Welt um sie herum bewegt, sie sich aber ganz kraftlos und auch abgeschnitten von dieser Bewegung fühlen.

Dies beschreibt, welch große Kraft und Bewegung in der Energie des Frühlings steckt.

Farbe: Grün

Der Frühling bringt die größte Palette von Grüntönen hervor. Wenn es beim Menschen zu einem Ungleichgewicht in diesem Element kommt, kann sich dies in einer meist sehr subtilen grünlichen Färbung bestimmter Areale im Gesicht zeigen. Oft ergibt sich der Hinweis, dass ein Ungleichgewicht in diesem Element besteht, auch darüber, dass jemand eine starke Vorliebe für die Farbe Grün zeigt oder sie total ablehnt.

Klima: Wind

Der Wind ist aus chinesischer Sicht eine der äußeren Kräfte, die zu Krankheiten führen können, wenn man sich zu sehr ihrem Einfluss aussetzt.

Wind kann in Böen auftreten, hat eine sehr große Kraft und wechselt immer wieder die Richtung, er kann ganz plötzlich

Wohlfühl-Tipp

Gehen Sie im Frühling viel raus in die Natur, versuchen Sie, die kraftvolle Energie des Frühlings zu spüren. Das Element Holz liebt die Bewegung! Ist das Gefühl der Lebendigkeit spürbar, oder gibt es ein Gefühl des »Steckenbleibens«, ein Gefühl, nicht im Fluss zu sein? Nutzen Sie den Spaziergang auch, um frische grüne Kräuter zu pflücken, z. B. für die Frühlingshirse (Seite 32).

und sehr heftig auftreten. Dies kann sich z. B. durch Schmerzen äußern, die immer wieder woanders auftreten. Wind hat eine starke Yang-Kraft, damit verursacht er meist im oberen Körperbereich Symptome, z. B. bekommt man einen Zug und hat dadurch einen steifen, schmerzhaften Nacken als Ausdruck der Windsymptomatik.

Organe: Leber und Gallenblase

> »*Die Leber begleitet das Amt des Generals einer Armee. Die Einschätzung der Umstände und das Erstellen der Pläne stammen von ihr.*«
>
> *Su Wen, Kapitel 8*

Es entsteht das Bild, dass die Leber der »Macher« ist, alles will sorgfältig geplant sein, um dann, im Einklang mit sich selbst, gut umgesetzt werden zu können. Das ist eine starke durchsetzungsfähige Energie. Die Leber ist das Yin-Organ im Element Holz.

Im menschlichen Leben geht es immer um Planung. Wenn die Energie der Leber ins »Stocken« gerät, kann sich dies in körperlichen Symptomen zeigen. Ist jemand beispielsweise nicht mehr im Fluss seiner Energie und kann seine eigenen Pläne nicht gut verfolgen und umsetzen, erzeugt dies eine tiefgreifende Frustration, oft auch verbunden mit Ärger. Körperlich äußert sich dies z. B. in einem Migräneanfall, bei dem man sich im wahrsten Sinne des Wortes »handlungsunfähig« fühlt.

Die Energie der Leber kann auch übermäßig stark werden und jemanden so extrem antreiben, seine eigenen Pläne durchzusetzen, dass alles andere um ihn herum völlig egal erscheint. Es kommt dann oft zu einem rücksichtslosen Verhalten. Derjenige möchte sozusagen mit dem Kopf durch die Wand!

Jedem Organ wird in der Chinesischen Medizin über die sogenannte Organuhr eine entsprechende Uhrzeit zugeordnet, in der das Organ über sein Maximum an Energie verfügt. Ausführlich wird darauf im zweiten Buchteil (Seite 79) eingegangen.

Die Leberzeit auf der Organuhr ist nachts zwischen 1:00 und 3:00 Uhr. Wenn es in dieser Zeit zu »Auffälligkeiten« kommt, z. B. Schlafstörungen, kann das ein wichtiger Hinweis auf eine Störung der Leber-

Das chinesische Schriftzeichen für Holz.

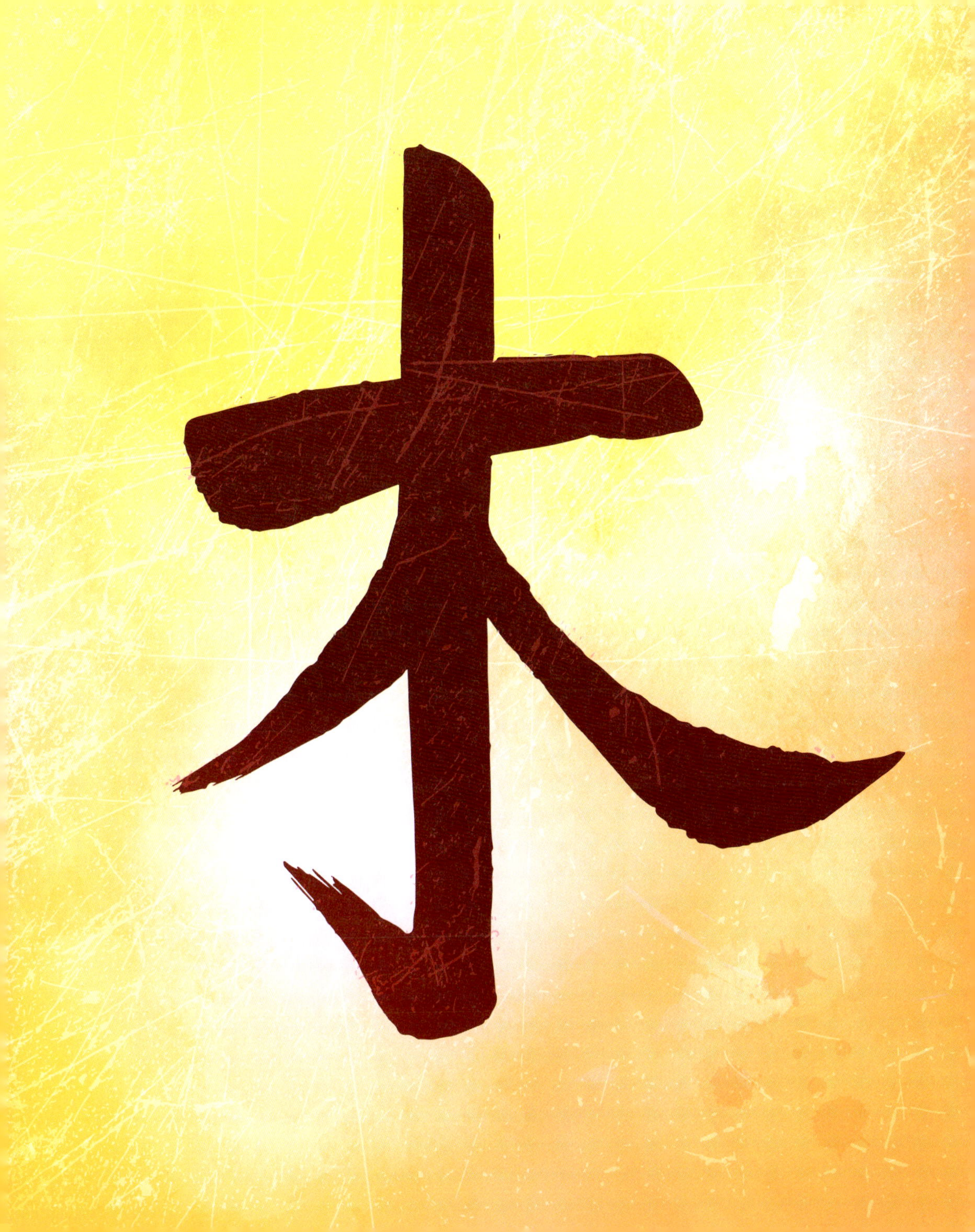
木

Frühlingshirse

» Schmeckt durch die Kräuter wunderbar frisch

Für 1 Portion • gelingt leicht
30 Min.

½ Tasse Hirse • Wasser • 1 Handvoll Brennnesselblätter • 10–15 Löwenzahnknospen • 2 EL Ghee

- ½ Tasse Hirse (in einen Topf geben und bei mittlerer Hitze dörren (trocknen). Sobald ein nussiges Aroma aufsteigt, den Topf mit Wasser füllen, bis die Hirse ca. 1 cm bedeckt ist.

- Dann so lange leicht köcheln lassen, bis das gesamte Wasser verdampft ist. Den Topf dann weitere 20 Min. auf der ausgeschalteten Herdplatte stehen lassen, damit die Hirse gut quellen kann.

- Ca. 1 Handvoll junge Brennnesselblätter und 10–15 geschlossene Löwenzahnknospen in 2 EL Ghee (geklärte Butter) andünsten. Diese Kräuterschwitze mit der warmen Hirse vermengen und warm genießen.

Energie sein und damit auch ein Ungleichgewicht im Element Holz anzeigen.

» *Die Gallenblase ist verantwortlich für das, was genau ist. Entschlossenheit und Entscheidungen stammen von ihr.* «

Su Wen, Kapitel 8

Oder: Die Gallenblase hat die Funktion eines Richters, sie ist dazu bestimmt, Entscheidungen zu treffen.

Diese Aufgabe ist eng mit ihrem Partner-Organ der Leber und damit auch mit dem Planen verbunden. Die Gallenblase ist das Yang-Organ im Element Holz.

Auf der psychischen Ebene kontrolliert sie die persönliche Initiative, den Antrieb, den Mut, die Vitalität, die Fähigkeit, Entscheidungen zu treffen und Veränderungen durchzustehen. Eine Gallenblasen-Leere führt zu Unentschlossenheit und Ängstlichkeit, der Mensch ist durch kleinste Erschütterungen entmutigt.

Gerade in der immer komplexer werdenden Welt ist es oft schwierig, die vermeintlich richtigen Entscheidungen zu treffen. Selbst scheinbar einfache Entscheidungen stellen einige Menschen vor große Probleme – ein Hinweis auf ein Ungleichgewicht im Element Holz.

Geschmacksrichtung: sauer

Die verschiedenen Geschmäcker haben in der Chinesischen Kräutermedizin aufgrund ihrer energetischen Wirkung eine wichtige Bedeutung. Beispielsweise wird dem sauren Geschmack, der zum Element Holz gehört, eine adstringierende (zusammenziehende) Wirkung zugeschrieben. In richtigem Maße eingesetzt, kann der saure Geschmack die expansive Tendenz des Holzes ausbalancieren.

Emotion: Wut und Ärger

Wegen seiner teilweise sehr verletzenden und schmerzlichen Auswirkungen wird Ärger oder Zorn oft als negative Emotion betrachtet. Dennoch ist sie sehr wichtig, da Ärger eine notwendige Voraussetzung darstellt, um Wandlung zu initiieren. Ohne diese Emotion gäbe es kein Wachstum oder nur wenig Entwicklung.

Stellen Sie sich die reinigende Kraft eines Gewitters vor: wie sich danach alles sehr klar anfühlt und die Luft herrlich erfrischt ist. In der Chinesischen Medizin wird keine Emotion als negativ bewertet, solange sie sich angemessen äußert. Lange unterdrückter Ärger kann durch die Unterdrückung des Qi-Flusses in der Leber zu vielfältigen Pathologien wie Kopfschmerzen, Migräne oder akuten Augenentzündungen führen. Es können aber beispielsweise auch Magenbeschwerden auftreten, wodurch hier die enge Verbindung über den Kontroll-Zyklus (»Die Interaktion der der Elemente in den Zyklen«, Seite 70) zwischen den Elementen Holz und Erde erkennbar wird.

Wohlfühl-Tipp

Probieren Sie etwas Neues aus. Verlassen Sie im Alltag öfter Ihre Routine, nehmen Sie z. B. einen anderen Weg zur Arbeit, seien Sie neugierig und offen für das, was Sie dabei alles entdecken können. Entscheiden Sie sich bewusst immer wieder dafür, alte Gewohnheiten aufzugeben und durch etwas Neues zu ersetzen. Damit können Sie die Gallenblase gut unterstützen und stärken.

Übung »Anspannungen lösen«

» Das Element Holz hat eine Affinität zu Spannung. Diese Übung soll Ihnen helfen, Anspannungen im Körper wahrzunehmen und zu lösen.

- Schließen Sie die Augen und ballen Sie Ihre Hände ganz fest zur Faust – spüren Sie nach, wie sich dies anfühlt.

- Halten Sie diese Spannung über 1 Minute, dann lassen Sie wieder locker und entspannen Ihre Hände und Arme dabei.

- Spüren Sie diesen beiden Qualitäten – Anspannung und Entspannung – nach, indem Sie die Übung einige Male wiederholen.

- Achten Sie nach der Übung darauf, ob Sie noch an anderen Stellen im Körper Zeichen für Anspannung finden. Lenken Sie dann bewusst Ihre Aufmerksamkeit zu den betroffenen Arealen und führen Sie auch dort die Übung durch.

Stimmausdruck: schreien

Im Element Holz ist die Stimme physiologisch laut und kräftig, während das Schreien in enger Verbindung mit dem Ausdruck von Wut und Ärger steht. Ärger lässt das Qi der Leber nach oben steigen, durch diese Aufwärtsbewegung des Qi wird die Stimme noch lauter und kräftiger. Menschen, die ihren Ärger jedoch unterdrücken bzw. nicht in der Lage sind, diesen angemessen zu zeigen, können meist stimmlich nicht laut werden. Oftmals spürt man dann als Gegenüber den Ärger und es bleibt ein ungutes Gefühl zurück, das man nicht genau benennen bzw. auflösen kann. Auf längere Sicht lässt der unterdrückte Ärger das Qi weiter stagnieren, der Energiefluss wird eingeschränkt und es können sich daraus zahlreiche Pathologien entwickeln. Die Stimme kann durch die Unterdrückung der Emotion und damit des Energieflusses auch schneidend und abgehackt klingen.

Körperliche Manifestationen: Muskeln, Augen und Nägel

Die Muskeln sorgen für unsere körperliche Kraft. Im Zusammenspiel mit den Sehnen und Bändern ermöglichen sie eine gute und flexible Beweglichkeit. Die Leber befeuchtet und ernährt die Sehnen und Bänder, dies ist wichtig, um die Geschmeidigkeit dieser Strukturen zu erhalten. Entsprechend werden Erkrankungen, die Muskeln, Sehnen und Bänder betreffen, dem Holz-Element zugeordnet. Die Pathologien können sich auf vielfältige Art und Weise äußern, z.B. durch Schwäche, Steifigkeit oder auch Schmerzen.

Die Augen, und damit das Sehen, sind die Grundlage für eine gute Planung, oft erfordert es ein vorausschauendes Denken, um Pläne gut umsetzen zu können. Bei Augenerkrankungen wird man deshalb zuerst an ein Ungleichgewicht im Element Holz denken. Viele Redewendungen weisen uns auf diesen engen Bezug hin, so z. B. »den Wald vor lauter Bäumen nicht sehen« oder auch »blind vor Wut sein«.

Der Zustand unserer Finger- und Fußnägel, brüchige Nägel oder auch Furchen und Rillen zeigen oft schon frühzeitig Veränderungen an. Auch Nägelkauen kann ein wichtiger Hinweis auf eine innere Anspannung und damit auf das Element Holz sein.

Energie-Übung für die Augen

- Nehmen Sie eine bequeme Haltung im Sitzen oder Liegen ein. Atmen Sie ruhig ein und aus.
- Bewegen Sie Ihre Augen im Verlauf einer liegenden Acht. Führen Sie die Bewegung in beide Richtungen jeweils 10-mal aus. Stellen Sie sich vor, wie die Energie zu den Augen fließt.
- Schließen Sie die Augen und legen Sie nun den Daumen auf den Punkt Bl 1 rechts und links an der inneren Nasenwurzel, etwas oberhalb des inneren Augenwinkels (S. 120). Drücken Sie nun für ca. 1 Min. mit sanftem Druck auf diesen Punkt. Lenken Sie dabei Ihre Aufmerksamkeit auf den Energiefluss in Ihren Augen.
- Dann reiben Sie Ihre Handflächen gegeneinander, bis sie warm sind, und legen die Hände auf Ihre geschlossen Augen. Reiben Sie 10-mal mit den Fingern vom inneren Richtung äußeren Augenwinkel. Die Finger berühren dabei die Lider der geschlossen Augen. Lenken Sie dabei die Aufmerksamkeit auf Ihre Hände.
- Bleiben Sie noch für einige Minuten mit geschlossen Augen in der ruhigen und entspannten Haltung.

Beispiele für Themen, Symptome und Erkrankungen, die dem Element Holz zugeordnet werden

Holz im Mangel	Holz in Balance	Holz im Übermaß
• Verlust von Kreativität • Pläne können nicht umgesetzt werden • Hoffnungslosigkeit, das Fehlen von Visionen	• Gute Umsetzung von Ideen und Visionen • Sucht gerne neue Herausforderungen	• Neigt zu Überarbeitung • Kann nicht gut entspannen, hat Angst vor Langeweile und Stillstand
Frustration	• Gute Belastbarkeit • Durchsetzungsfähig	• Reagiert überschießend, oft ärgerlich, auch explosiv • Unflexibles Verhalten
Gefühl der Unbeweglichkeit	• Gute Beweglichkeit und Kraft • Zielstrebigkeit	• Neigt zu muskulären Verspannungen, insbesondere im Bereich des Nackens • Zittern, Tics
Energiemangel bis hin zur Lethargie	Gute Führungsqualitäten	• Will immer gewinnen • Ausgeprägtes Konkurrenzdenken • Unsoziales Verhalten
Neigung zu übermäßigem Konsum von Genussmitteln als Stimulans, z. B. Alkohol, Kaffee		• Bluthochdruck • Tinnitus (Ohrgeräusche) insbesondere bei Stress • Schlafstörungen, unruhiger Schlaf
Sehstörungen, z. B. trockene Augen, verschwommenes Sehen		Kopfschmerzen, auch Migräne
Brüchige, trockene Nägel		
		Magen-Darm-Beschwerden, Verdauungsbeschwerden
Verlängerte Menstruationszyklen, evtl. auch Ausbleiben der Menstruation		Gynäkologische Symptome, insbesondere prämenstruelle Zeichen wie Brustspannen, Stimmungsschwankungen, Gereiztheit; schmerzhafte Menstruation

Das Element Feuer

Das Feuer vermittelt Begeisterung – alles, was im Winter unter der Erde vorbereitet wurde, und im Frühling ans Licht gekommen ist, kann sich jetzt in voller strahlender Kraft zeigen.

Energiebewegung

Die Energiebewegung dieses Elementes ist nach oben gerichtet. Das Feuer erzeugt Wärme und damit auch Lebenskraft, es ist eine sehr lebendige Energie.

Alles Lebendige braucht die Energie des Feuers. Feuer ist die Quelle von Wärme: Wachstum durch die Wärme der Sonne, zwischenmenschliche Beziehungen, Liebe und auch die Begeisterungsfähigkeit brauchen den zündenden Funken des Feuers.

Von allen Naturkräften ist Feuer die veränderlichste: auflodernd und verbrennend, aber auch faszinierend. Das Licht des Feuers zeigt, wie wir nach außen strahlen. Wir gehen in die Welt – Feuer ist das Symbol für den Menschen.

Feuer ist auch ein Ausdruck des »Erblühens«, es symbolisiert das Erreichen des höchsten Punktes der Lebensenergie. Es sollte aber stets darauf geachtet werden, dass diese starke Energie nicht unkontrolliert über diesen Punkt hinausschießt.

Nur wenn diese Energie ruhig und ausgeglichen ist, ist auch das Feuer des Herzens stark.

Jahreszeit: Sommer

Der Sommer ist die Zeit des üppigen Wachstums, alles blüht bunt und trägt Früchte. Es ist für den Menschen die Zeit, um nach draußen zu gehen, man zeigt sich, alles ist lebendig.

Farbe: Rot

Das Blut ist rot, es ist die Substanz des Feuers. Es ist formlos, fließt überall hin und ist unbeständig. Rot ist auch die symbolische Farbe der Liebe. Traditionell ist es in China üblich, dass die Braut ein rotes Kleid trägt, da rot die Farbe des Glücks ist.

Bei einem Ungleichgewicht im Element Feuer kann es zu Rötungen im Gesicht, vor allem an den Wangen, kommen oder auch das gesamte Gesicht kann rötlich erscheinen. Auch eine blasse, fahle Gesichtsfarbe, also das Fehlen von Rot, kann auf ein Ungleichgewicht im Element Feuer hinweisen.

Klima: Hitze

Hitze kann das Herz direkt schädigen. Große Sommerhitze kann alle Funktionen des Elementes Feuer beeinträchtigen. Um sich gut an die Hitze anzupassen, braucht es eine gute Energie des Herzens.

Die Organe des Feuer-Elements

» *Das Herz hat das Amt des Kaisers und Herrschers. Der Glanz des Geistes (Shen Ming) strahlt von ihm aus.* «

Su Wen, Kapitel 8

Dem Element Feuer sind im Gegensatz zu den anderen Elementen vier Organe zugeordnet, das Herz, der Dünndarm, das Perikard und der Dreifach-Erwärmer. Dies zeigt die besondere Stellung des Herzens als Kaiser und Herrscher. Das Herz ist das Yin-Organ des Elements Feuer.

Das Herz sollte immer leer sein. Die Emotionen können ein- und austreten, Ruhe und Freiheit entstehen durch Leere.

» Das chinesische Schriftzeichen für Feuer.

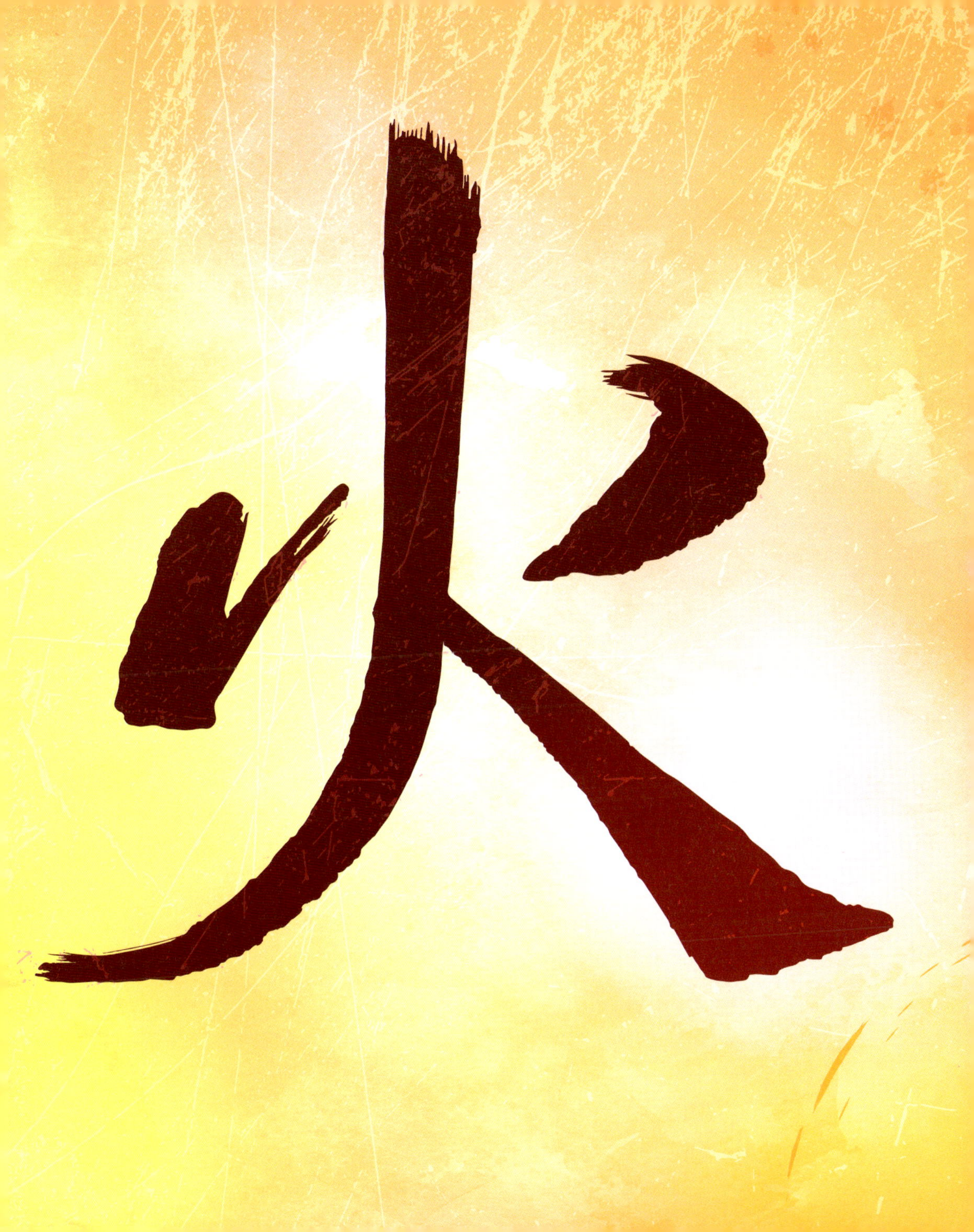
火

Das Herz sollte zudem auch geöffnet sein, um in Resonanz zu gehen, wodurch aber auch Angst vor Verwundbarkeit entstehen kann. Eine Pathologie, die sich daraus entwickeln kann, ist »Engherzigkeit«, d. h., man kann sich nicht auf andere Menschen einlassen und anderen auch nichts geben.

Tiefes inneres Glück kann man nur erlangen, wenn das Herz »frei« ist.

> » *Der Dünndarm ist verantwortlich dafür, aufzunehmen und alles in Gang zu bringen. Umgewandelte Substanzen stammen von ihm.* «
>
> *Su Wen, Kapitel 8*

Der Dünndarm sortiert und trennt Reines von Unreinem. Der Dünndarm, Yang-Partner für das Herz als Yin-Organ, entscheidet als Beschützer des Herzens, was zum »Kaiser« vordringen darf. Durch die Sortierung entsteht Klarheit. Dies ist wichtig, um die richtigen Entscheidungen in Bezug auf das, was für mich das Richtige ist, treffen zu können. Der Dünndarm filtert wichtige Informationen für uns, sodass wir z. B. auch bei vielen Nebengeräuschen in einem Gespräch noch das Richtige heraushören können.

Eine mögliche Pathologie des Dünndarms kann sich darin äußern, dass jemand keine Dankbarkeit empfinden, nichts verehren kann oder immer unhöflich ist in der Begegnung mit anderen Menschen. Dies resultiert daraus, dass dieser Mensch keine Freude mehr empfinden kann. Die Verbindung zwischen Herz und Dünndarm ist gestört.

Das Perikard, der Herzbeutel, als Yin-Organ des Feuers hat einerseits die Rolle des Botschafters, vermittelt nach außen, und andererseits die des Bewohners, d. h., die zentrale Energie des Feuers ist hier angesiedelt. Das Perikard ist damit der Beschützer des Herzens, es ist wie ein Privatsekretär für den Herz-Kaiser.

Der Ausdruck des Feuers im Menschen zeigt sich durch das Perikard. Freude und Vergnügen nehmen hier ihren Anfang. Das Perikard gestaltet emotionale Beziehungen, auch Liebebeziehungen, und unterstützt zudem die Kommunikation mit anderen Menschen. Sich-Verlieben, Herzklopfen und »Schmetterlinge im Bauch haben« zeigen eine gesunde Perikard-Energie an. Später, wenn aus Verliebtheit Liebe wird, die weniger aufregend ist, ist auch das Herz involviert. Kommt es hier zu einer Pathologie, versuchen einige

Menschen immer wieder, dieses aufregende Gefühl der Verliebtheit durch häufigen Wechsel ihrer Lebenspartner immer wieder aufs Neue zu erlangen, und bleiben damit in der Perikard-Energie »stecken«. Tiefe, wahre Liebe kann sich dann nicht entfalten.

Die tiefempfundene Freude des Perikards kommt aus dem Gefühl von Sicherheit und Geborgenheit, man fühlt sich zu Hause und sicher. Die Physiologie des Perikards ist die Treue. Untreue weist auf eine Schwäche des Perikards hin. Eine tiefe Unzufriedenheit, die immer auf den Partner projiziert wird, kann dazu führen, dass jemand fremdgeht.

Der Dreifach-Erwärmer als Yang-Organ hat keine organische Struktur und damit keine Form, er hat nur Funktion. Er unterstützt alle energetischen Abläufe im Körper. Auch er beschützt das Herz und arbeitet hier eng mit dem Perikard zusammen. Er beherrscht weniger die intimen Beziehungen, sondern hat mehr Bezug zu den sozialen Bindungen des Lebens.

Der Dreifach-Erwärmer sorgt dafür, dass wir gut mit uns allein sein können, ohne das Gefühl der Einsamkeit zu haben.

Geschmacksrichtung: bitter

Der bittere Geschmack in geringen Mengen kann das Herz anregen. In größeren Mengen senkt der bittere Geschmack nach unten ab und trocknet. Durch einen bitteren Kräuterschnaps nach dem Essen kann das Bittere des Feuers die Feuchtigkeit der Erde regulieren, d. h., die Verdauungstätigkeit wird nach einem üppigen Mahl unterstützt.

Emotion: Freude

Im Chinesischen unterscheidet man zwei Arten von Freude:

Xi: Hier geht die Freude nach außen, es bezeichnet das Gefühl von Lebendigkeit

Wohlfühl-Tipp

Der bittere Geschmack sollte in den Speiseplan integriert werden, um die anderen Geschmacksrichtungen auszubalancieren. Setzen Sie z. B. bittere Blattsalate wie Endivie, Radicchio oder auch Chicorée auf Ihre Einkaufsliste.

Kurzgebratenes Sommergemüse

» Es muss nicht immer nur Salat sein. Wenn Speisen gekocht, gebraten oder gedämpft werden, erhöht das die Bekömmlichkeit.

Für 1 Portion • gelingt leicht
⏲ 20 Min.

250 g weißer Spargel • 250 g grüner Spargel • 1 rote Paprika • 1 Zwiebel • ½ Bd. Petersilie • Schale von ½ Bio Orange • Öl zum Anbraten • etwas Vollrohrzucker • Pfeffer • Salz • Zitronensaft • Balsamicoessig • Paprikapulver

- Den Spargel schälen und in ½ cm dicke Scheiben schneiden, Paprika kleinschneiden, Zwiebel schälen und achteln. Die Petersilie grob hacken. Orangenschale abreiben.

- Öl in einer Pfanne erhitzen, Zwiebeln dazu geben und andünsten. Dann den Spargel mit anbraten und die Gewürze sowie etwas heißes Wasser dazugeben. Unter Rühren alles ca. 5 Min. dünsten.

mit ausgelassener und fröhlicher Stimmung, z. B. auf einem Sommerfest mit Musik und guten Freunden ausgelassen zu feiern.

Le: ist ein tiefer Klang. Er löst keine freudige Erregung aus, sondern eine tiefe Übereinstimmung und hat Beziehung zum Herzen. Diese Art von ritueller Freude wird in China durch rituelle Musik, z. B. Trommelklänge, erzeugt.

Beide zusammen ergeben eine Balance, da die nach außen gerichtete Freude Xi sonst in ein Übermaß geraten kann, was dann zu einer starken Übererregung bis hin zur Manie führen kann, während es bei Le keinen Exzess gibt.

Stimmausdruck: lachen

Richtiges Lachen kommt aus dem Bauch, lässt die Augen strahlen, verursacht Freudentränen und kann andere anstecken. Man vergisst sich dabei selbst, es entsteht eine gesunde Selbstdistanzierung. Beim Lachen werden bis zu 80 Muskeln bewegt, es stimuliert auch das Vegetativum und macht uns »wacher«. In China gibt es ein Sprichwort das besagt, dass ein Mensch dreimal täglich lachen sollte, um länger zu leben. Lachen lässt das Herz weich werden und sorgt für Entspannung und ein inneres Gleichgewicht.

Körperliche Manifestationen: Gesicht, Zunge und Gefäße

In der Chinesischen Medizin ist das Gesicht die Ausdrucksform des Herzens. Ein Mensch, dessen Gesicht leicht glänzt und gut durchblutet ist, hat meist keine ernsthafte Krankheit. Der Mensch erscheint wach, aufmerksam, auch die Augen zeigen einen guten Glanz, seine Stimme ist gut zu verstehen und die Bewegungen seines Körpers sind harmonisch und fließend. Der Glanz des Geistes zeigt sich in den Augen als Klarheit – Präsenz im Moment, Lebendigkeit.

Bei einer Pathologie durch einen Mangel im Feuer wirkt der Mensch apathisch, lethargisch, wie geistesabwesend. Die Augen erscheinen stumpf und glanzlos, die Bewegungen des Körpers sind verzögert.

Das Herz öffnet sich über die Zunge mit der Sprache nach außen, hierüber können wir in Kontakt mit der Welt kommen. Alle Arten von Sprachstörungen, dazu gehören auch undeutliches Sprechen oder permanentes Sprechen (die sog. Logorrhoe), können ihre Ursache in der Wandlungsphase Feuer haben.

Wohlfühl-Tipp

Das Element Feuer findet seinen Ausdruck in der Bewegung des Tanzens, auch die Musik berührt das Herz. Besuchen Sie ein Konzert – spüren Sie nach, welche Musik Sie berührt. Auch ein Tanzkurs mit Ihrem Partner kann neue Bewegung und Dynamik in Ihre Beziehung bringen.

Auch in der Diagnostik der Chinesischen Medizin hat die Zunge eine wichtige Bedeutung, durch ihre Untersuchung, zusammen mit der Pulsdiagnose, können viele Diagnosen gewonnen werden.

Das Herz fördert alle lebendigen Prozesse und sorgt über die Blutgefäße dafür, dass der Fluss des Blutes den gesamten Körper nährt. Der Pulsschlag spiegelt die Kraft des Herzens wieder. Erkrankungen der Gefäße wie z. B. Krampfadern oder auch Thrombosen können aus einem Ungleichgewicht in diesem Element heraus entstehen.

Beispiele für Themen, Symptome und Erkrankungen, die dem Element Feuer zugeordnet werden

Feuer im Mangel	Feuer in Balance	Feuer im Übermaß
• Hat kein Interesse, unter Menschen zu gehen, möchte nicht kommunizieren, bis hin zur Depression • Sprachstörungen, z. B. Stottern, aber auch z. B. undeutliche, monotone Stimme	• Kommunikativ • Gesellig, kann gut auf andere zugehen • Hat gerne einen großen Freundeskreis	• Redet schnell und viel,Sprachstörungen, z. B. Stottern • Lacht laut und explosiv • Depression, insbesondere bipolare Störung mit Manien
• Extreme Zurückgezogenheit • Fühlt sich isoliert • Kann sich nicht freuen • Kann nicht gut allein sein • Macht sich selbst klein • Kann keine Komplimente annehmen	• Zeigt sich gern • Selbstsicher • Extravagant , kreativ und bunt • Charisma • Gesicht und Augen strahlen	• Neigt zu Unruhe und Nervosität • Errötet schnell • Will unbedingt auffallen • Starke emotionale Schwankungen • Sucht ständig nach Beachtung
Schlafstörungen, kann schlecht einschlafen, wacht nachts oft auf, unruhiger Schlaf		Schlafstörungen, lebhafte Träume, frühes Aufwachen
		Hauterkrankungen mit Rötungen
Herzerkrankungen, z. B. Herzinsuffizienz		• Herzerkrankungen, z. B. starke Schmerzen in der Brust (Angina pectoris) • Gefäßerkrankungen

Das Element Erde

Das Schriftzeichen für »Erde« zeigt die obere, feine Erdschicht und im unteren, tiefen Teil einen steinigen Untergrund. Dies symbolisiert die gute Basis als Substanz, aus der alle Dinge hervorgehen.

Energiebewegung

Das Element Erde zentriert und stabilisiert die Energie, hat aber auch eine bewegende und damit unterstützende Kraft zur Transformierung. Das Besondere: Es gibt Dynamik innerhalb der Stabilität. Die Erde hat ihren Platz in der Mitte, als Zentrum – ein üppiger, fruchtbarer Ackerboden.

Die Erde nimmt unter allen Elementen eine Sonderstellung ein, weil sie die Quelle ist, aus der sich die anderen Elemente entfalten.

Störungen beim Menschen können sich dadurch zeigen, dass jemand etwas in seinem Leben verändern möchte, es aber nicht schafft – wie ein Sumpf, in dem man feststeckt und nicht herauskommt. Dies ist ein Thema der Erde, sie hat ihre Kraft für Dynamik und Transformation verloren.

Die Erde ist das Fundament, auf dem wir Menschen »mit beiden Beinen auf dem Boden stehen«, sie ist die Verbindung zur Welt, alles was wir essen ist aus der Erde gewachsen.

Die Erde hat das Thema »versorgen und versorgt werden«, sie ist die Instanz der Aufrichtigkeit und des Vertrauens – des Sich-beheimatet-Fühlens. Sie gibt uns als Zentrum eine gewisse Ordnung und Harmonie. Durch die Erde fühlen wir uns ausgeglichen und zentriert in Beziehungen zu anderen.

Jahreszeit: Spätsommer

Der Spätsommer ist der Übergang vom Yang zum Yin, diese Zeit ist sehr feucht, es riecht süß durch die Üppigkeit der reifen Früchte, die Wärme ist sehr mild.

Wohlfühl-Tipp

Arbeiten Sie mit der Erde: Gartenarbeit hat eine sehr erdende und nährende Kraft. Durch das Säen von Samenkörnern entsteht etwas Neues, wir müssen dabei aber auch geduldig sein und abwarten, bis sich in der Erde die ersten Anzeichen des neuen Lebens zeigen. Schließlich können wir uns daran erfreuen und die Entwicklung beobachten.

Es ist eine Zeit, in der im Inneren alles im Wandel ist. Steigt man beispielsweise bei einer Wanderung auf einen Berg und genießt die Aussicht, erzeugt dies ein Gefühl der Zufriedenheit. Durch die Pause fühlen wir uns gestärkt, danach geht es weiter und es kommt etwas Neues, das uns nährt und uns Kraft gibt für neue Aufgaben. Wenn jemand zu viel Stress hat, dann fehlt dieses Innehalten, es findet kein Verdauen statt.

Die Erde sorgt für einen harmonischen Rhythmus im Bereich aller Abläufe des Lebens.

Farbe: Gelb

Mit der Farbe Gelb assoziieren wir reifes Getreide. Getreide gilt in allen Kulturen als Grundnahrungsmittel, es ist sehr neutral und lässt allen anderen Geschmacksrichtungen ausreichend Raum, um sich zu entfalten.

Verschiedene Erkrankungen können sich in einem leichten gelben, in schweren Fällen auch deutlich gelben Ton im Gesicht eines Menschen zeigen.

» Das chinesische Schriftzeichen für Erde.

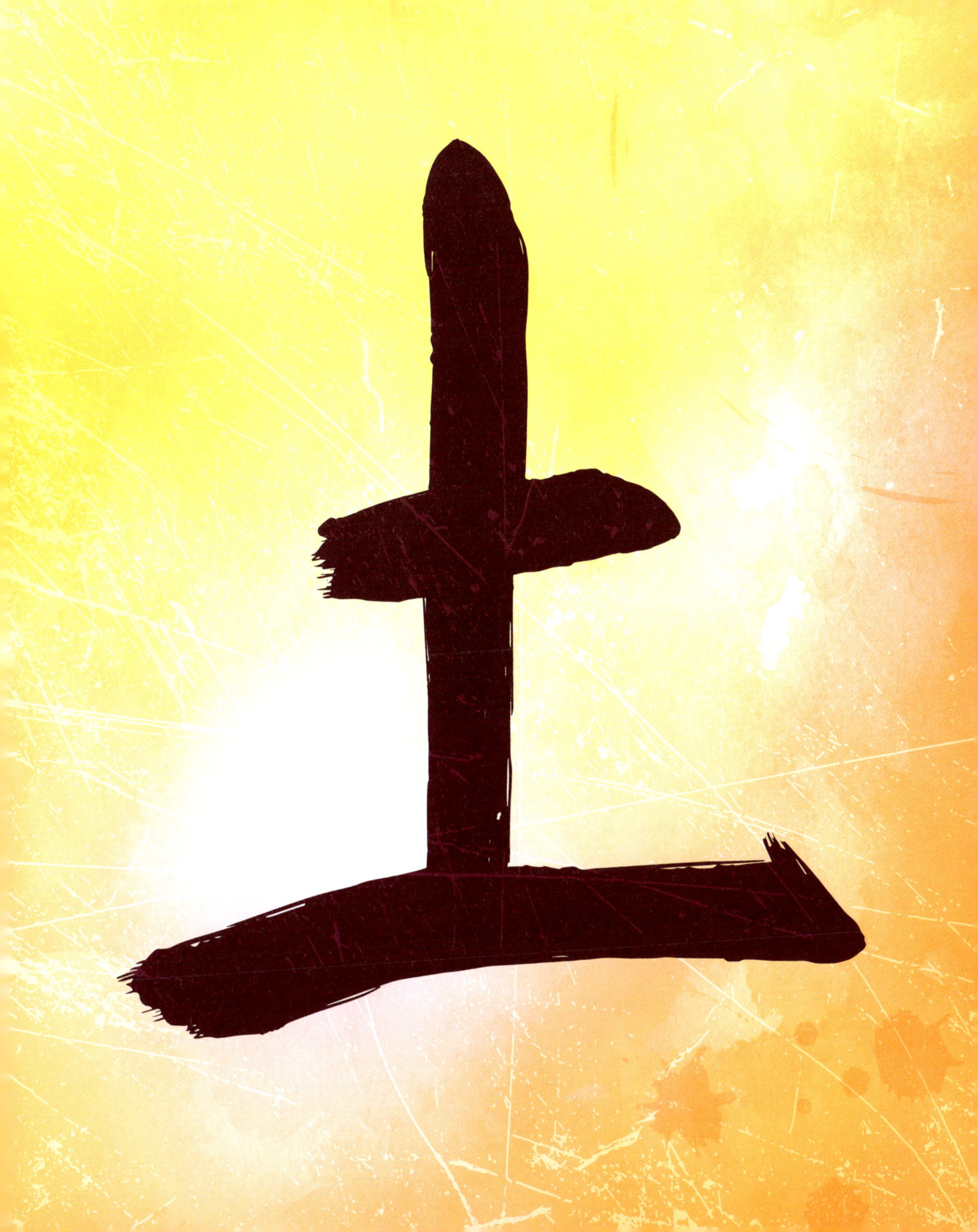
土

Der Gelbe Fluss in China, Huáng Hè bekam seinen Namen aufgrund der gelblichen Färbung, die durch abgetragenen Löss entsteht, der über Bäche und Nebenflüsse in den Flusslauf gespült wird und die Erde fruchtbar macht.

Klima: Feuchtigkeit

Das Wesen der Erde besteht darin, das richtige Verhältnis von Feuchtigkeit und Trockenheit zu erzeugen.

Patienten mit einem Ungleichgewicht in der Erde reagieren häufig auf schwüles Wetter, sie fühlen sich schwer, dumpf, der Kopf ist benebelt, das Denken ist träge und unklar. Bildlich lässt sich dies gut durch Ton darstellen, dem man zu viel Wasser zugefügt hat: Er wird schwer, klebrig und lässt sich kaum noch formen. Allerdings würde auch eine extreme Trockenheit den Ton bröckelig werden lassen und ebenfalls die Formbarkeit unmöglich machen.

Wohlfühl-Tipp

Regelmäßige Bewegung unterstützt die Erde in ihrer Transformationskraft. Gerade wenn Sie immer wieder unter einem Schweregefühl leiden, können Sie z. B. durch einen täglichen Spaziergang das Qi und damit auch die gesamte Energiezirkulation wieder in Gang bringen.

Organe: Milz und Magen

» *Milz und Magen sind die Beamten der öffentlichen Kornkammern und Speicher.* «

Su Wen, Kapitel 8

Im Element Erde gibt es die Besonderheit, dass die Milz als Yin-Organ und der Magen als Yang-Organ nicht einzeln beschrieben werden, sondern gemeinsame Aufgaben haben und diese nur zusammen ausführen können.

Sie sind dafür verantwortlich aufzunehmen, zu verteilen und zu speichern, also für Transformation und Transport an den richtigen Platz. Alles, was verdaut werden muss (Nahrung aber auch alle Informationen), egal, über welche Kanäle wir es erhalten, geht über Milz und Magen als ersten Kontakt.

Die Milz ist zuständig für das klare, gerichtete Denken. Wenn die Milz geschwächt ist, gelingt es nicht, fremde Einflüsse und Erlebnisse in Verbindung mit unserem Eigenen zu bringen. Wichtig ist auch, dass die Erde ausreichend Zeit benötigt, um alle Eindrücke und Informationen gut zu verdauen. Deshalb sollte man wenn möglich jedes Essen in einer ruhigen, schönen und entspannten Atmosphäre genießen.

Geschmacksrichtung: süß

Der süße Geschmack kann trösten und belohnen, Süß wirkt auch stark und mütterlich, wir können zu unserem eigenen Zentrum zurückkehren. Alles wird harmonischer, wenn wir Süßes essen. In Stresssituationen hilft uns der süße Geschmack zu entspannen, wieder »Boden« zu bekommen.

Allerdings kann ein Zuviel davon die Milz schwächen und damit auch zu einer Schwere mit großer Müdigkeit führen.

Ein großes Verlangen nach einem bestimmten Geschmack weist deutlich darauf hin, dass ein Ungleichgewicht in der betreffenden Wandlungsphase besteht.

Congee (Reissuppe)

» Um die Milz und damit das Qi zu stärken, ist der süße Geschmack in Form von Getreide empfehlenswert.

Für 3–4 Portionen • gelingt leicht
5 Min. + 2–4 Std. Kochzeit

1 Tasse Rundkornreis • Wasser • etwas kleingeschnittener Kürbis oder Datteln

- Lassen Sie 1 Tasse Rundkornreis mit 5–8 Teilen Wasser 2–4 Std. köcheln.
- Verfeinern Sie die Suppe mit kleingeschnittenem Kürbis oder roten Datteln und kochen Sie diese einfach mit.
- Congee eignet sich sehr gut für das Frühstück, kann aber auch zu jeder anderen Tageszeit gegessen werden. Es wirkt stärkend und nährend auf das Element Erde und insgesamt sehr ausgleichend.

Emotion: Mitgefühl und Denken

Alle Emotionen sollten sich fließend bewegen, insofern ist Mitgefühl, wenn es angemessen geäußert wird, eine gute Eigenschaft. Fehlt es völlig, bemerkt man dies meist recht schnell am Umgang mit anderen Menschen.

In dieser Emotion »verhaftet« bleiben kann aber auch bedeuten, dass jemand ständig seine Fürsorge anderen Menschen aufdrängt, immer in der Hoffnung, dass er dafür Aufmerksamkeit bekommt. Oft suchen solche Menschen auch nach Mitleid, weil sie sich nicht genug beachtet oder wertgeschätzt fühlen.

Die Milz ist für das klare gerichtete Denken zuständig. Zum Grübeln bzw. zu Gedankenkreisen kann es leicht kommen, wenn die Erde »feststeckt«. Dies wird meist als sehr belastend erlebt, da diese Gedanken dann nicht einfach beiseitegeschoben werden können und damit vielfach großen Raum einnehmen.

Wohlfühl-Tipp

Nehmen Sie sich ausreichend Zeit zu »verdauen«. Die Erde braucht die Ruhe, um alles, was wir aufnehmen, zu verarbeiten. Erst dann kann es zu unserem Eigenen werden und es können auch neue innere Bilder entstehen. Wenn wir ständig neues Wissen anhäufen, geschieht dies nur über den Kopf. Aber erst, wenn wir es erleben und fühlen, können Prozesse in die Tiefe gehen und verinnerlicht werden.

Stimmausdruck: singen

Es gibt Menschen, die beim Sprechen einen singenden Unterton haben; dieser kann melodisch klingen, aber auch monoton. Auch ein ständiges Vor-sich-hin-Singen oder Summen kann auf ein Ungleichgewicht im Element Erde hinweisen. Die singende Stimme kann man sich gut vorstellen, wenn man an eine Mutter denkt, die ihr Baby auf dem Arm hat und mit ihm spricht, auch dann bekommt die Stimme etwas »Singendes«.

Körperliche Manifestationen: Fleisch, Mund und Lippen

Mit Fleisch sind hier nicht die Muskeln gemeint, die dem Element Holz zugeordnet sind, sondern die äußere Form des Körpers und auch die Beschaffenheit des Bindegewebes. Darüber kann die Milz auch ihrer Aufgabe, die Organe an ihrem Platz zu halten, gerecht werden. Bei extrem dünnen Menschen ist die Erde im Mangel. Dellen oder weiches Gewebe können auf zu viel Feuchtigkeit hinweisen und zeigen damit ein Ungleichgewicht im Element an.

Der Mund als Körperöffnung ist die Eintrittspforte für die 5 Geschmäcker. Der Mund ist die Stelle für den ersten Kontakt von »Körperfremdem« mit »Körpereigenem«, sowohl physisch als auch psychisch. Magen und Milz haben die Aufgabe zu transformieren und zu transportieren, hier entsteht eine große Kraft, d. h., in der Erde kommt es zur Wandlung von Körperfremdem in Körpereigenes. Erkrankungen von Milz und Magen können sich im Bereich des Mundes z. B. durch Aphten oder auch durch Pilzerkrankungen der Mundschleimhaut zeigen. Die Erde zeigt ihren Glanz durch volle, feste und gut durchblutete Lippen mit einer angemessenen Feuchtigkeit.

Bauernomelett

» Ein herzhaftes Frühstück für einen guten Start in den Tag

Für 1 Portion • gelingt leicht
ca. 15 Minuten

1 Tasse Kartoffeln vom Vortag • 1–2 EL Olivenöl • 1 Champignon oder wahlweise feingeschnittener Paprika • 1 Ei • 1 Frühlingszwiebel • Pfeffer • Salz • 2 EL Petersilie • Paprikapulver

- Gekochte Kartoffeln und Champignon in Scheiben schneiden, Frühlingszwiebel klein schneiden,Petersilie fein hacken.
- Olivenöl in einer Pfanne erwärmen und Kartoffeln, Champignon und Frühlingszwiebel dazugeben. Bei mittlerer Hitze 5 Min. dünsten.
- Gewürze dazugeben.
- Das verquirlte Ei darüber geben, verrühren und braten bis es stockt.

Beispiele für Themen, Symptome und Erkrankungen, die dem Element Erde zugeordnet werden

Erde im Mangel	Erde in Balance	Erde im Übermaß
• Appetitlosigkeit oder ständiges Hungergefühl, ohne sich entscheiden zu können, was man essen möchte • Gewichtszunahme • Großes Verlangen nach süßen Speisen • Völlegefühl und Müdigkeit nach dem Essen • Gefühl der Schwere mit Trägheit	• Freude am Kochen und Essen haben • Das Essen in schöner Atmosphäre genießen	• Übermäßiger Appetit • Gewichtszunahme bis hin zu Adipositas • Starke Schwankungen des Blutzuckerspiegels • Kopfschmerzen mit Schweregefühl, sich benebelt, dumpf fühlen
Innere Leere / sich einsam fühlen Müdigkeit / Erschöpfung	• Sich in seiner Mitte fühlen • Sich selbst etwas Gutes tun • Mitgefühl • Mütterlichkeit, die nicht an Bedingungen geknüpft ist • Fruchtbarkeit	• Starkes Verlangen nach Zuneigung • Selbstmitleid • Extreme Besorgtheit / Grübeln
Man kann sich nichts merken, schlechtes Kurzeitgedächtnis Lernstörungen	Klares, gerichtetes Denken	• Unklares Denken • Lernstörungen
Ödeme		
• Organsenkungen, z. B. Gebärmuttersenkung • Weicher, breiiger Stuhl, evtl. auch Durchfall • Hämorrhoiden		Bauch- und Magenschmerzen

Das Element Metall

Alle Metalle entstehen aus der Erde, es ist ein Prozess der Verdichtung und Veredelung. Metall symbolisiert alles, was konzentriert und hart ist, Struktur und Form hat sowie Wert und Qualität besitzt.

Energiebewegung

Die Energiebewegung des Metalls geht sowohl nach innen als auch nach unten. Das Metall kann uns durch die Reduzierung auf das Wesentliche Klarheit und Sicherheit geben. Metall selbst verkörpert Härte, gibt uns Menschen aber auch Struktur.

Die Metall-Energie zeigt zwei Seiten, das Harte und das Weiche. Dies ergibt eine Formbarkeit und die Möglichkeit des Wandels, die den Nutzen von Metall ausmacht.

Wir bezeichnen das Alter oft als Lebensherbst, dieser Lebensabschnitt entspricht in der Tat sehr dem Metall. Die Energie des Metalls hilft dem Menschen in jeder Phase seines Lebens, von der Geburt bis zum Tod. Diese Energie begleitet uns immer, wenn es um Übergänge im Leben geht. Es muss etwas losgelassen werden, damit Neues entstehen kann.

Alle Übergänge im Leben wie z. B. die Einschulung oder auch der Eintritt in das Rentenalter bedeuten, dass etwas zu Ende geht und nicht mehr wiederkommt, sie beinhalten zugleich auch eine Phase der Traurigkeit und des Abschiednehmens. Frauen erleben diese Zeit besonders, da in diese Zeit auch das Klimakterium fällt, d. h., hier geht es um Wandel, vieles muss losgelassen werden, neu überdacht und strukturiert werden.

Jahreszeit: Herbst

Der Herbst ist die Jahreszeit, die zwischen der Hitze des Sommers und der Kälte des Winters vermittelt. Er zeigt den Übergang vom Yang des Sommers zum Yin des Winters an. Die Natur sieht »golden« aus. Es ist die Zeit der Ernte, übertragen auf den Menschen das Symbol für den Lebensabend. Jetzt beginnt die Zeit, in der unsere Vorräte, die wir im Laufe des Lebens angelegt haben, benötigt werden. Der Herbst vermittelt den Übergang des Älterwerdens, vielleicht auch verbunden mit einer Traurigkeit, weil die Zeit nicht angehalten werden kann – es geht auch um Abschied.

Farbe: Weiß

Die Farbe Weiß steht für Reinheit und Klarheit. Der Dickdarm, der dem Element Metall zugeordnet wird, zeigt eine große Reinheit, seine innere Schleimhaut glänzt weiß und silbrig. Traditionell ist weiß in China die Farbe der Trauer. Während man in der heutigen Zeit auch in China oft Hochzeiten in »Weiß« sehen kann.

Eine weißliche trockene Färbung im Gesicht kann auf ein Ungleichgewicht in diesem Element hinweisen.

Klima: Trockenheit

Als klimatischer Faktor kann die Trockenheit zu verschiedenen Pathologien führen, z. B. trockener Haut, trockenem Husten oder auch trockenem Stuhl.

Die Organe Lunge und Dickdarm, die dem Element Metall zugeordnet werden, neigen dazu, von Trockenheit beeinträchtigt zu werden. Ein wichtiges Behandlungsprinzip bei Trockenheit ist, die Flüssigkeiten z.B. durch diätetische Maßnahmen zu unterstützen. Dafür eignen sich feuchtigkeitsbildende Lebensmittel wie z.B. Bananen, Milch- oder auch Sojaprodukte.

» Das chinesische Schriftzeichen für »Metall« zeigt ein Dach, darunter im Schoße der Erde zwei Goldklumpen.

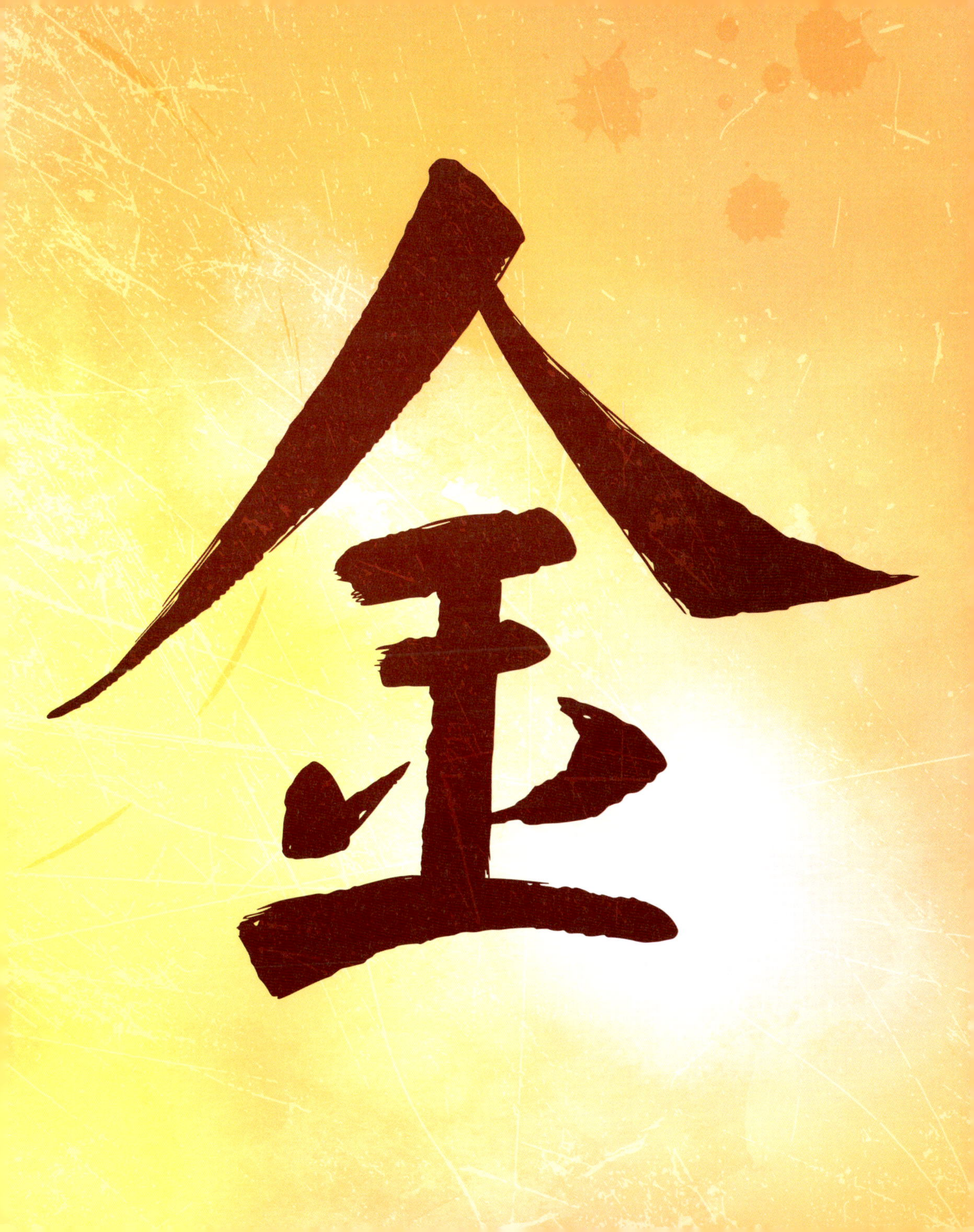
金

Organe: Lunge und Dickdarm

> »*Die Lunge hat die Verantwortung als Minister und Kanzler. Die Regulation des lebensspendenden Netzwerkes stammt von ihr.*«
>
> *Su Wen, Kapitel 8*

Anders gesagt: Die Lunge hat das Amt eines Ministers und Kanzlers. Ein geordneter Rhythmus geht von ihr aus.

Die Lunge als Yin-Organ im Element Metall steht in der Hierarchie der Organe an zweiter Stelle, direkt nach dem Herzen, dem Kaiser. Sie hat die Aufgabe, dem Herzen zu dienen. Als Minister erfüllt die Lunge sehr wichtige Aufgaben, aber dies sollte immer auf Anweisung des Herz-Kaisers geschehen – sie gibt auch die Befehle, um alles gut zu strukturieren.

Wenn der »Lungen-Minister« sein Amt gut ausübt, entsteht ein geordneter Rhythmus. Rhythmus zeigt sich im Menschen auf verschiedenen Ebenen, sowohl körperlich und emotional als auch sozial.

Körperlich:

- Atmung
- Puls
- Sprechen
- Gehen
- Tanzen
- Schlaf-Wach-Rhythmus
- Anpassung an klimatische Bedingungen

»Verstopfungen« auf verschiedenen Ebenen

Körperlich	Emotional	Sozial
Verstopfung	Zwanghafte, oft »schmutzige« Gedanken	Lebt in schädlichen Beziehungen, die nicht beendet werden können
Aufgeblähter Bauch	Unfähigkeit, seine Gefühle angemessen auszudrücken	Kein Gefühl der Nähe zulassen können
Akne	In einer Trauer verhaftet bleiben oder keine Trauer bei Verlust empfinden können	Anhäufung von Dingen bis hin zum »Messie-Syndrom«

Emotional:

- Rhythmischer Wechsel der Gefühle, besonders deutlich bei der Trauer
- Begehren und Verzichten
- Nähe und Distanz

Sozial:

- Anpassung an verschiedene Lebensrhythmen, z. B. Arbeit, Urlaub, Rente, Krankheit

Wer seinen eigenen Rhythmus gefunden hat, ist ausgeglichen, kann seine eigene Individualität leben. Auch Übergänge, d. h. Veränderungen, die durch Loslassen geprägt sind und im Leben immer wieder vorkommen, können gut bewältigt werden. Geht der eigene Rhythmus verloren oder gerät durch Einflüsse von außen wie z. B. Schichtarbeit, häufige Flugreisen oder auch einen Sterbefall durcheinander, kann die Funktion der Lunge geschwächt werden und Krankheiten können entstehen.

> » *Der Dickdarm ist verantwortlich für den freien Durchgang.* «
>
> *Su Wen, Kapitel 8*

Veränderung und Wandel gehen vom Dickdarm aus. Der Dickdarm als Yang-Organ im Element Metall hat die große Aufgabe, alles zu »entsorgen«, was für uns wertlos geworden ist. Er arbeitet in seiner Funktion als Minister wie ein selbstloser Anführer. Die Lunge gibt die notwendigen Befehle und macht somit die Gesetze, der Dickdarm sorgt dann dafür, dass diese Gesetze eingehalten werden. Dies erfordert eine große Präsenz und Klarheit, da diese Entsorgung regelmäßig stattfinden muss.

Sonst kann es zu einer Verstopfung kommen, die sich auf verschiedenen Ebenen sowohl körperlich und emotional als auch sozial zeigen kann.

Wohlfühl-Tipp

Atmen Sie tief ein und halten Sie den Atem einen Moment an/in der Lunge, atmen Sie dann bewusst wieder aus. Bevor Sie erneut einatmen, warten Sie einen kleinen Augenblick. Nehmen Sie wahr, was Sie gerade spüren. Sie können mit der Ausatmung bewusst alles herauslassen, was Sie gerade beschäftigt, und durch die nächste Einatmung die Lungen wieder mit neuer, frischer Energie füllen.

Wohlfühl-Tipp

Ingwer-Wasser, gekocht mit frischem Ingwer, hilft meist sehr gut bei einer beginnenden Erkältung. Da Ingwer vom Geschmack her scharf ist und dazu auch die Eigenschaft besitzt, das Qi zu bewegen, öffnet er die Poren und ermöglicht so das Schwitzen. Dies kennt man auch aus der westlichen Naturheilkunde, hier setzt man z. B. Holunderblüten-Tee ein, um das Schwitzen anzuregen.

Geschmacksrichtung: scharf

Der scharfe Geschmack bewegt das Qi, hat eine schweißtreibende Wirkung und öffnet die Poren der Haut. Da die Lunge aus chinesischer Sicht das Öffnen und Schließen der Poren reguliert, wird der scharfe Geschmack dem Metall-Element zugeordnet. Wenn man den scharfen Geschmack in Maßen genießt, wird die Lunge in ihrer Kraft gut unterstützt. Bei zu großen Mengen werden die Flüssigkeiten angegriffen und es kommt zu Trockenheit.

Emotion: Trauer

Bei Trauer denken wir meist an ein Gefühl, das sich ohne Vorwarnung einstellt, z. B. wenn ein geliebter Mensch stirbt. Diese »Extremform« von Trauer erleben wir aber zum Glück eher selten. Stattdessen gibt es im Alltag viele Situationen, in denen kleine oder auch größere Verluste emotional angemessen bewältigt werden müssen, z. B. die Trennung vom Partner oder der Verlust von wertvollen Gegenständen. Das hat dann direkt mit der Fähigkeit loszulassen zu tun.

Zum Rückzug und Loslassen des Herbstes gehört die Trauer. Das Gefühl der Trauer ist notwendig, da nur hierüber ein echtes Loslassen stattfinden kann und sich damit die Möglichkeit ergibt, im Leben weiter zu gehen – erst dadurch kann Neues entstehen bzw. einen Platz finden.

Trauer ist in besonderer Weise mit Tränen assoziiert. Wenn die Tränen erst einmal fließen, setzt dies den Prozess der Trauer in Gang.

Trauer braucht Raum und Zeit, hier können Trauerrituale, die in allen Kulturen bekannt sind, sehr unterstützend wirken. Trauerarbeit zu leisten ist wichtig, um den eigenen Rhythmus nicht zu verlieren bzw. dem Lungen-Minister zu helfen, den geordneten Rhythmus wiederzufinden. Sonst besteht die Gefahr, in der Trauer »stecken« zu bleiben, woraus sich dann vielfältige Erkrankungen bis hin zur Depression entwickeln können.

Stimmausdruck: wehklagen, weinen

Das Spektrum der weinerlichen Stimme kann von einer monotonen, schwer zu ertragenden Tonlage bestimmt sein und bis hin zum hemmungslosen Tränenausbruch reichen. Häufig ist die Möglichkeit zu weinen bereits der erste Schritt zur notwendigen Trauerarbeit.

Eine Pathologie in dem Element Metall kann durch einen weinenden Unterton in der Stimme zeigen, auch wenn sich der Inhalt des Gesprächs nicht auf einen Verlust bezieht.

Übung: Akupressur des Punktes Dickdarm 20

» Hilft bei einer verstopften Nase

- Der Punkt Dickdarm 20 liegt am unteren Nasenrand, wenn Sie mit Ihrem Finger etwas seitlich nach oben gehen.
- Suchen Sie in diesem Bereich nach einer druckempfindlichen, evtl. auch leicht schmerzhaften Stelle.
- Legen Sie Ihre Fingerkuppe auf das Areal und massieren Sie den Punkt mit etwas Druck ca. 2–3 Minuten mit leicht kreisenden Bewegungen im Uhrzeigersinn.

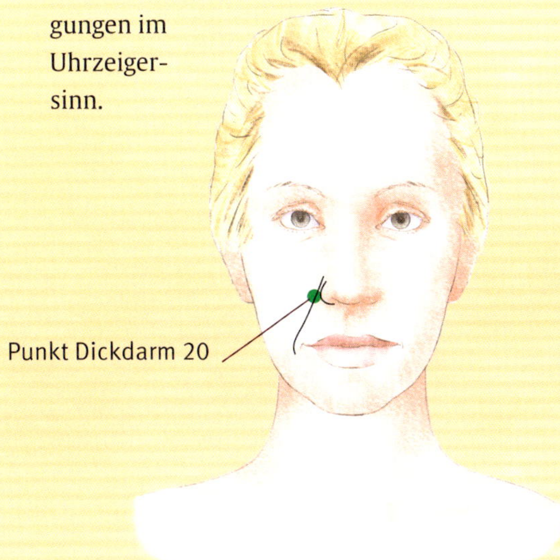

Körperliche Manifestationen: Nase, Haut und Körperhaare

Die Nase ist die Öffnung der Lunge, durch sie vollzieht sich die Atmung. Viele Störungen im Bereich der Nase haben einen direkten Bezug zu Lunge und Dickdarm. Dies wird deutlich, wenn man sich den Verlauf des Dickdarm-Meridians anschaut: Der letzte Akupunktur-Punkt dieses Meridians liegt an der Nase und wird mit »Dickdarm 20« bezeichnet, er trägt den Punktenamen »Den Wohlgeruch empfangen«. Dieser Punkt behandelt z. B. einen gestörten Geruchsinn oder eine verstopfte Nase.

Der Aspekt, der das Element Metall am deutlichsten nach außen hin repräsentiert, ist die Haut. Die Haut schützt uns einerseits nach außen vor fremden Einflüssen, andererseits kann über die Haut auch eine Aufnahme von äußeren Einflüssen stattfinden. Über die Haut ist Kontakt mit anderen Menschen möglich, Berührungen sind emotional sehr wichtig für uns, sie vermitteln Nähe zu anderen Menschen. Im Gegenzug setzt unsere Haut auch Grenzen, dies wird bei Hauterkrankungen besonders deutlich, da es hier oft zu »Berührungsängsten« mit anderen Menschen kommt. Die Haut dient ebenfalls als Ausscheidungsorgan. Aufnahme und Abgabe müssen gut reguliert werden. Ist z. B. die Öffnung nach außen blockiert, kann eine Verstopfung entstehen, die sich durch Akne oder Ekzeme der Haut äußern kann. Übermäßige Körperbehaarung oder auch fehlende Körperbehaarung weisen auf eine Störung in diesem Element hin.

Beispiele für Themen, Symptome und Erkrankungen, die dem Element Metall zugeordnet werden

Metall im Mangel	Metall in Balance	Metall im Übermaß
Resigniert, träge	• Gründlich • Konzentriert	Überarbeitet und stark leistungsorientiert
• Nach Qualität und Reinheit strebend • Extremer Ordnungs- und Reinheitszwang • Perfektionistisch	• Ordentlich • Korrekt	Sich unordentlich, verschmutzt fühlen

Metall im Mangel	Metall in Balance	Metall im Übermaß
• Introvertiert • Zurückhaltend, distanziert • Wenig emotional • Kann Kritik nicht ertragen • Wird bei Small Talk schnell unsicher	• Überlegt • Intellektuell • Guter Redner	Dominante Persönlichkeit, oft abwertende, verurteilende Haltung
Auf der Suche nach Sinn, nach einem angemessenen Platz in der Welt	Urteilsfähig	Hohe moralische Ansprüche
• Sammelleidenschaften, eher Minderwertiges bis hin zum »Messie-Syndrom«, wenig Selbstwert Hängt an »Altem« • Angst, Gewohnheiten zu verändern • Auf der Suche nach Anerkennung • Kann bei Verlust keine Trauer empfinden	Gutes Selbstwertgefühl	• Sammelleidenschaften, schätzt Hochwertiges, z. B. Schmuck, Münzen • Selbstgerechtigkeit • Unfähigkeit Gefühle angemessen auszudrücken
Geiz	• Großzügigkeit • Sinn für Schönes und Wertiges	Hoher Anspruch an Wertigkeit, umgibt sich nur mit teuren, edlen Dingen
• Allergien • Allergisches Asthma • Husten		• Allergien • Asthma • Husten
Neigung zu Erkältungen		
• Chronische Erschöpfung • Leise, schwache Stimme		
Durchfall		• Eher Neigung zu Verstopfung • Darmentzündung – Kolitis
Ekzeme der Haut mit Juckreiz		• Trockene Haut • Trockene Schleimhäute

Das Element Wasser

Das Element Wasser ist die Verbindung zu unseren Ursprüngen. Es bringt tiefen inneren Frieden und Vertrauen in unser Leben.

Energiebewegung

Wasser ist lebensnotwendig, es ist kraftvoll und gewaltig, es kann mächtig und überschwemmend sein oder auch ruhig und nachgiebig.

» *Es gibt nichts auf der Welt, das weicher und schwächer ist als das Wasser, und doch gibt es nichts, was dem Harten und Starken derart zusetzen kann.* «

Lao Zi

Durch das Bewässern werden die Pflanzen genährt – Wasser nährt das Holz, damit ist es ein Grundbestandteil des Lebens und schafft eine Verbindung zu unserem tiefsten Potential. Eine Depression, die aus dem Element Wasser kommt, ist meist sehr tiefgehend und oft mit großer Angst verknüpft. Angst ist ein wichtiges Signal, dass die Energievorräte im Wasser erschöpft sind. Ausreichend Schlaf, ein geordneter Lebensrhythmus und wenig Sorgen wirken der Erschöpfung entgegen.

Die Niere ist die Kraft der inneren Stärke – die Kraft zieht sich nach innen zurück, man muss sich immer weniger nach außen wichtig machen, dies entspricht auch dem Älterwerden.

Jahreszeit: Winter

Der Winter ist der tiefste Punkt des Jahres. Die gesamte Energie zieht sich zusammen, es findet eine große Verdichtung statt. Kräfte und Nahrung werden gespeichert, d. h., das Leben geht sehr langsam voran, man sollte sich in dieser Zeit nicht verausgaben. Alles wird auf ein Minimum reduziert, als Schutz, um Kräfte zu sparen. Um die Kräfte im Winter zusammenzuhalten, sollte man früh zu Bett gehen und morgens später aufstehen. Im Kern des Winters liegt der Neuanfang, d. h., die Pflanzen bereiten sich still und unsichtbar unter der Erde verborgen auf das Keimen und Hervorbringen von Knospen vor, dafür braucht es die Zeit des Rückzugs und der Ruhe.

Farbe: Schwarz

Das Element Wasser steht für extreme Dunkelheit, das tiefste Yin. Bei einem Ungleichgewicht im Element Wasser kann sich die Veränderung typischerweise als schwarze bzw. dunkle Verfärbung um die Augen zeigen, die auf eine Erschöpfung der Lebensenergie hindeuten kann.

Klima: Kälte

Kälte kann die Energie des Elementes Wasser am stärksten angreifen, vor allem, wenn das Wasser bereits geschwächt ist. Niere und Blase sind die entsprechenden Organe dieses Elementes. Vor allem die Nieren- und Blasenleitbahn können von Kälte direkt befallen werden, Kältegefühle, z. B. an den Beinen, am Rücken oder am Unterbauch, sind die Folge. Extreme Kälte kann sogar »bis auf die Knochen gehen«, dann fühlen die Patienten die Kälte sehr tief in sich.

Wohlfühl-Tipp

Halten Sie sich warm! Gerade das Wasser-Element braucht die Wärme, um die Energien und damit die Reserven gut speichern zu können. Trinken Sie warme Getränke, auch die Füße sollten immer warm gehalten werden. Eine Wärmflasche oder ein warmes Bad am Abend wirken sehr entspannend und stärken die Nieren-Energie.

Organe: Niere und Blase

» *Die Niere ist verantwortlich für die Bereitstellung von Kraft. Erst dann können sich Talente und Geschicklichkeit verwirklichen.* «

Su Wen, Kapitel 8

Die Niere ist der Gesundheitsbeamte, von dem die Stärke des Körpers abhängt, sie beeinflusst das handwerkliche Geschick und ist auch verantwortlich für die physiologische Bewegung unserer Gliedmaßen.

Die natürliche Funktion der Niere ist das Speichern von Reserven und der Rückzug nach innen, lebenswichtige Essenzen können so gesammelt und geschützt werden. Dies kann gut unterstützt werden durch ausreichenden und regelmäßigen Schlaf, man sollte darauf achten, nicht zu spät ins Bett zu gehen.

» *Die Blase ist verantwortlich für die Regionen und Städte. Sie speichert die Körperflüssigkeiten. Erst dann kann die Umwandlung des Qi stattfinden.* «

Su Wen, Kapitel 8

Die Physiologie der Blase ist Verdichten und Zusammenziehen, damit wird einerseits die Speicherung von Lebensenergie und andererseits die Verteilung der lebensnotwendigen Körperflüssigkeiten im Körper sichergestellt.

Geschmacksrichtung: salzig

Viele Mineralien des Lebens bekommen wir durch das Wasser, Quellwasser kommt aus der Erde und hat eine große Vitalität. Das Salz ist der einzige Geschmack, der durch die natürlichen Kristalle Struktur bzw. Form hat. Dadurch ist er der Geschmack mit der stärksten Yin-Qualität und stärkt so die Niere.

Allerdings sollte man Salz nur in mäßiger Dosierung zu sich nehmen, da ein zu hoher Konsum (Salz befeuchtet) zu einer Ansammlung von Wasser im Organismus führen und damit auch verschiedene Pathologien wie z. B. Bluthochdruck fördern kann.

» Das chinesische Schriftzeichen für »Wasser« zeigt einen Bach, in dem Wasser nach unten fließt und damit in Bewegung ist.

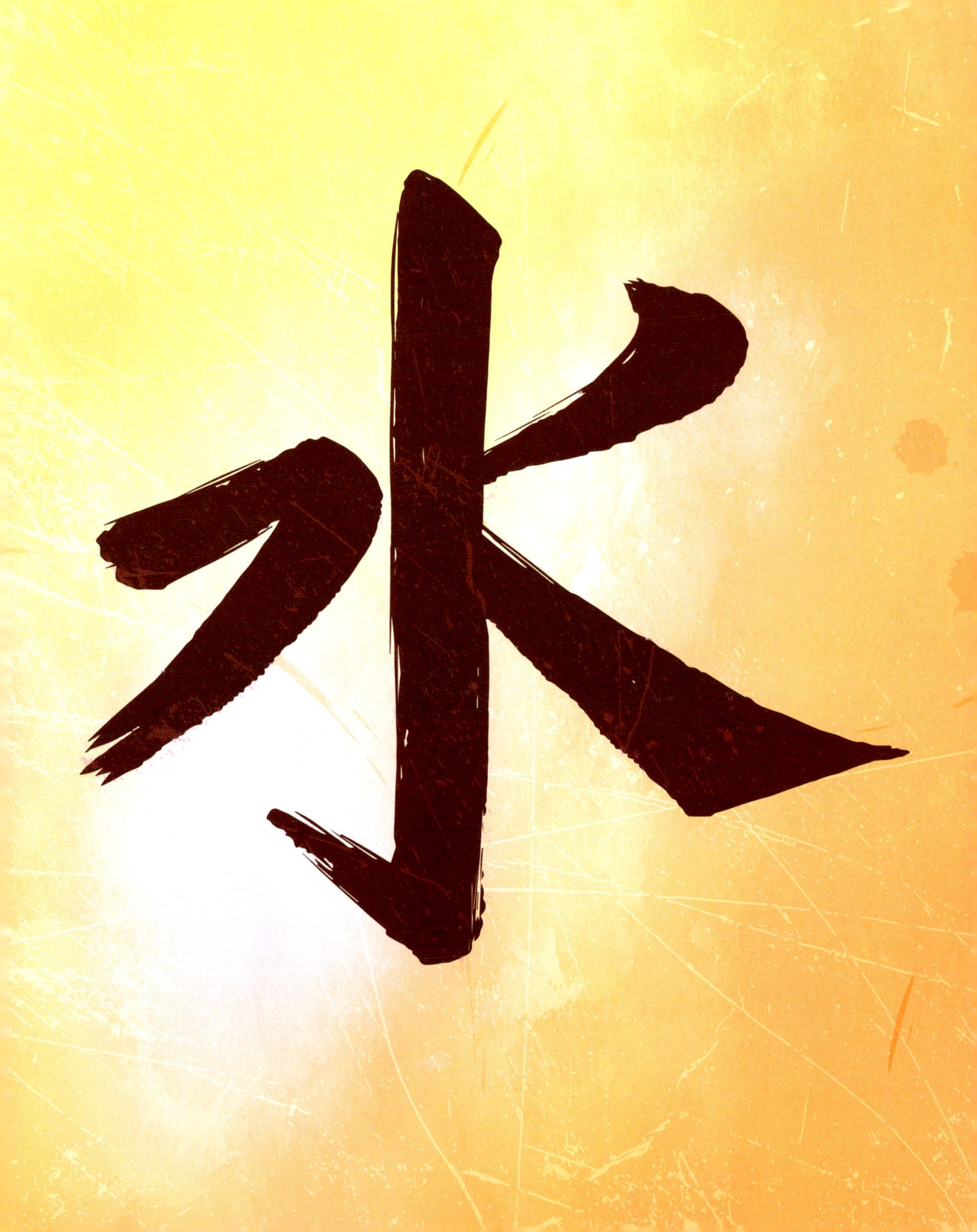
水

Wohlfühl-Tipp

Atmen Sie bei innerer Aufregung oder wenn Sie spüren, dass ein Angstgefühl in Ihnen aufsteigt, tief in den Bauch ein. Atmen Sie dabei langsam ein und spüren Sie, wie sich die Energie im Bauchraum verteilt – stellen Sie sich dabei Sonnenstrahlen vor, die die gesamte Bauchhöhle erreichen und erwärmen. Damit können Sie die Energie der Niere stärken und unterstützen und kommen innerlich wieder zur Ruhe.

Emotion: Angst

Angst ist meist ein Signal, dass die Vorräte des Wassers zu gering bzw. erschöpft sind. Um dem entgegenzuwirken, sollte man sich mehr ausruhen, mehr schlafen und sich auch wenig Sorgen machen.

Übermäßige Angst bis hin zur Panik weist auf eine tiefergehende energetische Schwächung hin. Hier ist die Kommunikation zwischen den beiden Elementen Feuer und Wasser gestört, die über die sogenannte Feuer-Wasser-Achse und damit über den Kontroll-Zyklus (Kapitel »Die Interaktion der Elemente in den Zyklen«, Seite 70) eine enge Beziehung haben. Ist diese Verbindung gestört, kann das schwache Wasser nicht mehr seine kühlende Wirkung auf das Element Feuer entfalten und so wird der Geist unruhig, es kommt zu Herzklopfen, unkontrollierter Gedankenflut bis hin zu dem Gefühl von Panik, verbunden mit einer Fluchtreaktion.

Angst kann sich aber auch in Erstarrung äußern. Von der Angst überwältigt zu werden fühlt sich an, als sei man eingefroren, man ist bewegungs- und handlungsunfähig. Es gibt auch Redewendungen, die diese Reaktionen gut beschreiben: »Die Knie schlottern vor Angst«, »Das Herz rutscht vor Angst in die Hose«, »Etwas geht einem durch Mark und Bein« oder »Man erstarrt vor Angst«.

Stimmausdruck: stöhnen

Diesen stimmlichen Ausdruck nimmt man oft bei schwerkranken Menschen war, manchmal auch, wenn jemand sehr große Angst hat. Er entsteht immer dann, wenn die Energie der Nieren stark geschwächt ist oder auch, wenn jemand starke Schmerzen hat.

Das Stöhnen in der Stimme hat eine Ähnlichkeit mit dem Klang von Seufzern. Das Seufzen wird allerdings mehr dem Element Holz zugeordnet. Man kann durch »positives Seufzen« oder auch Gähnen eine Kraft mobilisieren die aus der Tiefe kommt und damit Energie zuführen.

Körperliche Manifestationen: Ohren, Knochen, Kopfhaar

Das Ohr ähnelt der äußeren Form nach der Niere, auch energetisch wird das Ohr dem Element Wasser und damit den Nieren zugeordnet. Das Ohr selbst ist ein passives Organ, es nimmt Geräusche lediglich auf, kann aber nicht aktiv geschlossen werden.

In China gelten große Ohrmuscheln als Zeichen von Kraft und Weisheit. Tiefes Verständnis, etwas aufnehmen, verstehen und verarbeiten können ist abhängig von einer guten Energie der Nieren. Schwerhörigkeit und Taubheit werden aus chinesischer Sicht über die Nieren behandelt.

Bei den Knochen handelt es sich um die härteste Struktur des menschlichen Körpers, während das Mark in den Knochen weich und zart ist.

Hier kommen Weich und Hart zusammen, Yin und Yang als untrennbare Gegensätze.

Es gibt im Körper nichts tiefer Verbundenes als das Mark und die Knochen.

Stabile Knochen weisen auf eine gute Konstitution hin. Bei Kindern sind die Knochen weich und nachgiebig, im Alter werden sie hart und brüchig.

» *Das Starke und Harte gehört zum Tod, das Weiche und Schwache gehört zum Leben!* «

Laotse

Wohlfühl-Tipp

Besuchen Sie ein klassisches Konzert oder eine Oper. Der Tiefgang und die Leidenschaft dieser Musik unterstützen das Element in seiner Energie. Das Spielen eines klassischen Musikinstrumentes stärkt ebenfalls dieses Element.

Einer Schädigung der Knochen geht meist eine starke Schwächung der tiefen Energien im Element Wasser voraus, dies kann angeboren sein oder auch die Folge von unausgewogener Ernährung, großen Strapazen oder existentieller Emotionen. In jedem Fall sollte man extreme Lebenssituationen meiden um die Energien der Nieren zu bewahren.

In der Chinesischen Medizin gilt ein gesundes, volles und kräftiges Kopfhaar als Zeichen für eine gute Kraft der Nieren. Sowohl tiefgehende emotionale Probleme als auch alle Arten von Strapazen können das Haar frühzeitig ergrauen lassen oder zu Haarausfall führen.

Beispiele für Themen, Symptome Erkrankungen, die dem Element Wasser zugeordnet werden

Wasser im Mangel	Wasser in Balance	Wasser im Übermaß
• Misstrauen • Übervorsichtigkeit • Mangel an Selbstvertrauen	• Vertrauen • Bescheiden	Vertrauensselig
Wenig Interesse am Kontakt zu anderen Menschen	• Gute Verbundenheit • Offen und ehrlich	• Zurückgezogen, verliert sich in seinen eigenen Gedanken und Gefühlen • Schweigsam
• Große Angst bis hin zur Panik • Großes Bedürfnis nach Sicherheit • Neigung zu Hypochondrie	Angemessener Umgang mit Angst	Neigt zu hoher Risikobereitschaft – evtl. auch waghalsig
Einsamkeit	• Sich verbunden fühlen • Unabhängigkeit	Immer gegen den Strom schwimmen – Außenseiter
• Erschöpfung • Antriebslos	Gute Kraft	Energisch

Wasser im Mangel	Wasser in Balance	Wasser im Übermaß
• Verzweiflung • Willensschwäche • Pessimistisch • Depression	Lebenswille , Lebenskraft	
Starke Aufregung, getrieben sein bei Gefahr oder auch Erstarrung	Große innere Ruhe und Ausgeglichenheit	Starre, sich nicht gehenlassen können
Chronische Harnwegsinfektionen		• Akute Harnwegsinfektionen • Beschwerden beim Urinieren bis hin zum Harnverhalt • Nieren- und Blasensteine
• Erkrankungen des Gehörs, z. B. schlechtes Hören, Tinnitus (Ohrgeräusche) • Augenerkrankungen, z. B. Erkrankungen der Netzhaut, häufig mit Einschränkung der Sehschärfe, evtl. auch bis hin zum Sehverlust		Neurologische Symptome, z. B. schlechtes Langzeitgedächtnis, Mangel an Konzentration, Gleichgewichtsprobleme
• Energiemangel – Erschöpfung • Hypertonie		• Hypertonie • Ödeme
• Chronische Rückenschmerzen, besonders der Lendenwirbelsäule • Arthrose, besonders der Knie		

Die Interaktion der Elemente in den Zyklen

Es handelt sich hier um Aspekte eines dynamischen Ablaufes, der als zyklisch erlebt und meist in einem Kreis im Uhrzeigersinn dargestellt wird.

Sowohl die Theorien von Yin und Yang als auch die der 5 Elemente beruhen auf einer gründlichen Untersuchung bzw. einem gutem Verständnis von Beziehungen. Die einzelnen Elemente stehen in einem engen Verhältnis zueinander und sind gekennzeichnet durch zahlreiche Interaktionen.

Durch die Vorstellung der zwei physiologischen Zyklen (Hervorbringungszyklus und unterstützender Zyklus) sowie am Beispiel eines pathologischen Zyklus, soll Ihnen eine Idee davon vermittelt werden, wie sich diese Beziehungen und Interaktionen auswirken können.

Der Sheng-Zyklus – Hervorbringungszyklus

Dieser physiologische Zyklus wird auch Ernährungszyklus genannt. Er zeigt den regelrechten und physiologischen Lebensfluss der Elemente, wobei die einzelnen Elemente in einer hervorbringenden und nährenden Mutter-Kind-Beziehung zueinander stehen, d. h., das vorangehende

Element ist immer die Mutter, die in einer engen Beziehung zu ihrem Kind, dem darauffolgenden Element, steht.

Die im Verlauf wechselnden Phasen können gut an der Jahreszeitenfolge veranschaulicht werden: Das Wasser steht unten als ruhiger Ausgangspunkt, dem tiefsten Yin, und entspricht dem Winter. Dann folgt das Holz als expandierende Wachstumsphase im Frühling. Feuer bildet den Höhepunkt der Energie mit dem größten Yang, es steht für den Sommer. Erde steht für den wandelnden und transformierenden Aspekt im zyklischen Prozess und damit für den Spätsommer. Metall sammelt und strukturiert, dies entspricht der Reifung im Herbst. Dem schließt sich wieder die Ruhephase, das Wasser, an.

Der Kontroll-Zyklus – unterstützender Zyklus

Auch bei dem Kontroll-Zyklus handelt es sich um einen regelrechten und physiologischen Zyklus. Er dient dazu, das Gleichgewicht zu erhalten, indem natürliche Grenzen gesetzt werden, um übermäßiges Wachstum zu verhindern.

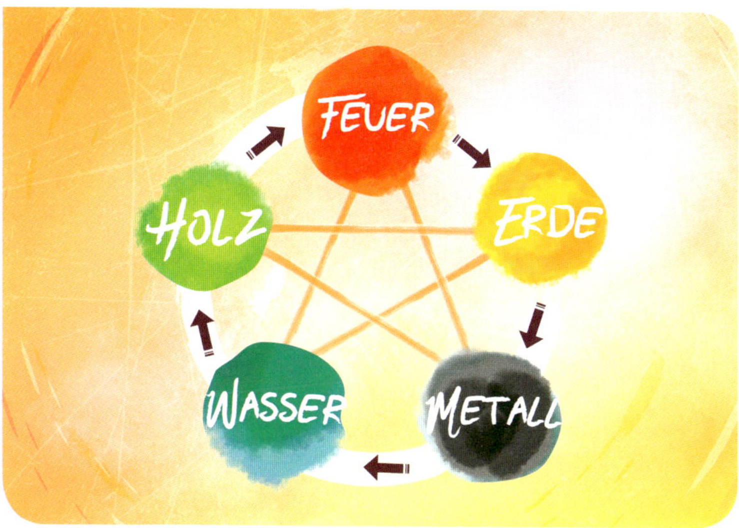

Der Sheng-Zyklus – Hervorbringungszyklus

Dies lässt sich durch verschiedenen Beziehungen gut verdeutlichen:

- Holz kontrolliert Erde: Ein Holzpflug kann die Erde zerteilen und damit fruchtbar machen.
- Feuer kontrolliert Metall: Feuer lässt Metall schmelzen und macht es dadurch weich und formbar.
- Erde kontrolliert Wasser: Erde kann, z. B. als Deich, das Wasser eindämmen und schützt damit vor Überschwemmungen.
- Metall kontrolliert Holz: Eine Axt kann Holz zerteilen und macht das Holz damit nutzbar.
- Wasser kontrolliert Feuer: Wasser kann Feuer löschen und verhindert damit, dass es zu einem großflächigen Brand kommt.

» *In der Natur ist weder die Förderung von Wachstum (Sheng-Zyklus) noch seine Kontrolle (Kontroll-Zyklus) verzichtbar. Ohne Wachstumsförderung gäbe es keine Entwicklung, ohne Kontrolle würde übermäßiges Wachstum schaden.* «

Ling Shu

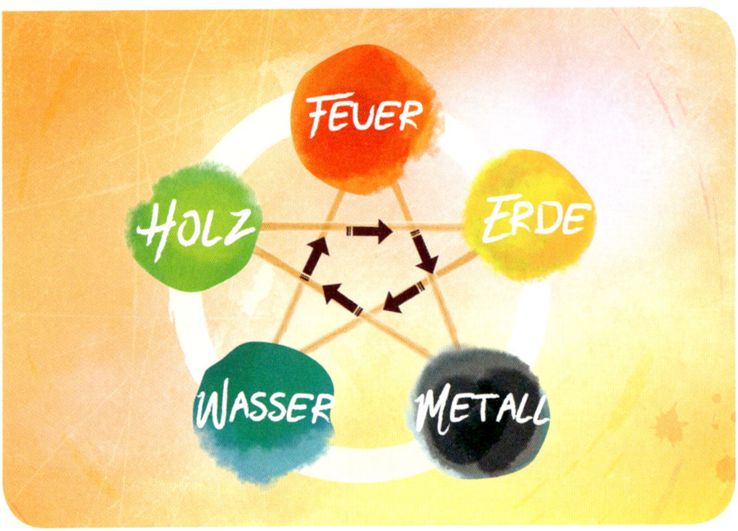

Der Kontroll-Zyklus – unterstützender Zyklus

Der angreifende Zyklus

Dieser Zyklus wird auch Überwältigungszyklus genannt. Er beschreibt eine pathologische, d. h. eine aus dem Gleichgewicht geratene Situation. Ein Element befindet sich im Überfluss und greift, sobald es eine Schwäche ahnt, das Element an, von dem es eigentlich physiologisch kontrolliert werden sollte.

Dies lässt sich auf der bildlichen Ebene folgendermaßen ausdrücken:

- Erde überwältigt Holz: Erde unterdrückt die bewegende, expansive Kraft des Holzes.
- Metall überwältigt Feuer: Durch das Übermaß an Metall wird die wärmende und damit weichmachende Energie des Feuers unterdrückt, alles wird dann starr und rigide.
- Wasser überwältigt Erde: Der Deich bricht, Überschwemmungen folgen.
- Holz überwältigt Metall: Holz wird zu expansiv, ohne die Kontrolle des Metalls verliert es seine Struktur.
- Feuer überwältigt Wasser: Es gibt zu wenig Wasser, dadurch kann ein übermäßiges, evtl. auch unkontrollierbares Feuer entstehen.

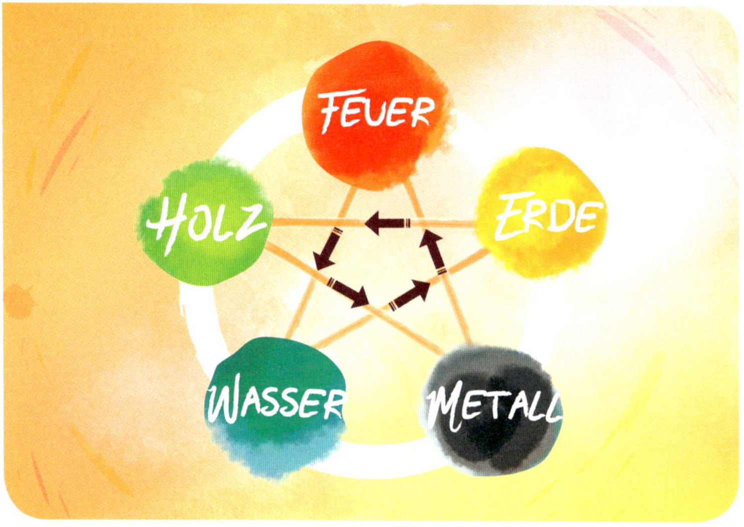

Der Überwältigungszyklus – der angreifende Zyklus

Selbsttest

Der Test soll Ihnen eine Vorstellung davon geben, wie vielfältig die Menschen sind.

Jeder Mensch hat bestimmte Vorlieben und Abneigungen. Dieser Test möchte keine statische Einordnung Ihrer Person vornehmen, er ist lediglich dazu gedacht, Ihnen einen Anstoß zu geben und zu schauen, welchem Element Sie in Ihrem Leben eine besondere Aufmerksamkeit schenken sollten.

Im ersten Teil des Tests – »Eine kleine Reise« – liegt der Schwerpunkt eher auf Ihrem »konstitutionellen Typ«. Es geht hier nicht um Pathologien, sondern um das eigene Potential mit all seinen Ausprägungen.

Im zweiten Teil – »Körperliche Beschwerden und Symptome« – liegt der Schwerpunkt auf der Erkennung von Ungleichgewichten bzw. Pathologien.

Bei vielen der Fragen werden Sie feststellen, dass sich Ihre Antworten im Laufe des Lebens ändern können, d. h., in bestimmten Lebensphasen werden sich auch Ihre Bedürfnisse entsprechend anpassen. Dies soll so sein und zeigt, dass immer Bewegung und Wandel herrscht.

Sollten Sie in der Auswertung feststellen, dass Sie zu mehreren Elementen tendieren, dann können Sie in den Abschnitten zu den einzelnen Elementen nochmals nachschlagen, welches der Elemente Sie gerade am deutlichsten anspricht, und ggf. mit den entsprechenden Tipps und Vorschlägen das Element unterstützen, um wieder in Balance zu kommen.

Die Elemente sollen niemals isoliert betrachtet werden, sie haben vielfältige und wichtige Beziehungen zueinander. Jedes der Elemente hat seine Wichtigkeit und sollte, eingebettet in eine natürliche Balance, auch in jedem Leben vorkommen. Bei Ungleichgewichten, die im Laufe des Lebens entstehen können, führen oftmals kleine Veränderungen zu einer neuen Stabilität.

Bei tiefergehenden Problemen oder auch Erkrankungen sollten Sie ggf. die Unterstützung eines erfahrenden Therapeuten suchen, um die Beschwerden durch eine entsprechende Akupunktur-Behandlung individuell zu regulieren.

Informationen zur Durchführung des Tests

Sie können bei jeder Frage alle Aussagen, die auf Sie zutreffen, ankreuzen. Sollten einige Aussagen für Sie nicht passend erscheinen, dann lassen Sie diese aus.

Tragen Sie Ihre Antworten in die Auswertungstabelle ein, dadurch erkennen Sie, zu welchem Element Sie tendieren.

Eine kleine Reise

1. Reiseplanung:

A Ich buche am liebsten spontan.
D Ich recherchiere gerne ausführlich über Land und Leute und plane dann eine individuelle Reise.
C Ich reise gerne immer an denselben Ort.
B Ich schaue, welche Reiseziele gerade angesagt sind.
E Ich suche gerne Reiseziele, die ruhig und eher abgelegen sind.

2. Reiseziel:

B Ich mag am liebsten Sonne, Strand und Meer.
D Ich gehe gerne in den Bergen wandern.
C Ich bleibe am liebsten zu Hause und mache es mir dort gemütlich.
E Ich liebe ruhige Inseln und Strandspaziergänge.
A Ich möchte im Urlaub gern Sport machen, z. B. klettern oder Ski fahren.

3. Wie sollte Ihre Unterkunft aussehen?

D Ich liebe Designer-Hotels.
C Ich mag gerne kleine, familiengeführte Hotels.
B Ich bevorzuge große Hotels mit einem breiten Unterhaltungsangebot.

E Ich mag gerne Ferienwohnungen, dann bin ich unabhängig.

A Das kann wechseln, ich schaue immer was gerade passt.

4. Was ist Ihnen wichtig im Urlaub?

E Ich brauche viel Ruhe.

A Ich brauche viel Abwechslung, möchte Neues kennenlernen.

C Ich liebe gutes Essen, möchte gerne neue Speisen schmecken.

B Ich liebe Partys, möchte neue Menschen kennenlernen.

D Ich bevorzuge ein kulturelles Angebot, z. B. Museen besuchen oder die Geschichte des Landes kennenlernen.

5. Mit wem verreisen Sie gern?

C Am liebsten mit der gesamten Familie.

E Am liebsten allein.

A Das ist unterschiedlich.

B Am liebsten mit Freunden.

D Am liebsten mit einer Reisegruppe.

6. Verschiedene Urlaubsperspektiven:

E Ich reise gerne mit dem Wohnmobil – die Reise ist das Ziel.

A Ich fliege meist, da ich gern Abenteuer auf Fernreisen erlebe.

C Ich mache gern lange Fahrradtouren, ich liebe das langsame Reisen.

B Ich finde Bus- und Bahnreisen spannend, weil man immer nette Leute kennenlernt.

D Ich reise gerne mit dem eigenen Auto, dann kann ich alles mitnehmen, was ich brauche.

Körperliche Beschwerden und Symptome

7\. A Ich habe trockene und brüchige Nägel.

D Ich reagiere sehr empfindlich auf Wetterwechsel, insbesondere bei feuchtem oder trockenem Wetter.

B Ich leide öfter unter Herzklopfen.

E Ich kenne das Gefühl innerer Panik mit starkem Herzklopfen.

A Ich habe Bluthochdruck.

C Ich neige zum Grübeln.

A Manchmal habe ich plötzlich auftretenden Schwindel.

8\. A Ich leide unter Spannungskopfschmerzen, besonders wenn ich Stress habe.

D Bei mir sind Allergien bekannt.

B Ich habe immer mal wieder Sodbrennen.

B Ich schlafe oft sehr unruhig und habe lebhafte Träume.

C Meine Haut fühlt sich weich und »schwammig« an.

E Ich leide unter Haarausfall.

B Ich neige dazu, schnell zu erröten, besonders bei Aufregung.

9. B Ich habe Krampfadern und hatte auch schon Venenentzündungen.
   C Nach dem Essen habe ich oft ein Völlegefühl und fühle mich müde.
   A Ich habe öfter Magenschmerzen, besonders wenn ich Stress habe.
   C Mein Gewicht ist zu hoch, das Abnehmen fällt mir schwer.
   D Meine Verdauung reagiert schnell auf Unregelmäßigkeiten im Leben, dann bekomme ich Verstopfung.
   E Ich leide öfter unter Schmerzen der Lendenwirbelsäule, besonders nach Belastung.
   C Ich habe öfter ein Schweregefühl und fühle mich auch oft müde und »träge«.

10. D Ich wache oft früh auf, meist zwischen 4:00 und 5:00 Uhr.
    B Ich habe oft kalte Hände.
    E Ich leide unter Tinnitus (Ohrgeräuschen), der Ton ist eher tief, wie ein Rauschen.
    D Ich leide öfter an Hautausschlägen mit starkem Juckreiz.
    C Mein Stuhl ist oft weich und breiig.
    D Ich leide an Neurodermitis oder an Schuppenflechte.
    A Ich bin abends oft angespannt und unruhig, komme nicht zur Ruhe.

11. B Ich leide öfter unter Hitzewallungen.
    D Ich habe trockene und stumpfe Haare.
    E Ich bin abends sehr erschöpft und gehe meist sehr früh ins Bett.
    C Meine Kopfschmerzen treten meist im Bereich der Stirn auf mit dumpfem Schmerzcharakter.
    A Ich leide unter Schulter- und Nackenverspannungen.
    E Ich habe öfter frühmorgens Durchfall.
    E Ich leide an immer wiederkehrenden Schmerzen und Steifheit der Knie.

Frage	**Element Holz**	**Element Feuer**	**Element Erde**	**Element Metall**	**Element Wasser**
	A	B	C	D	E
1					
2					
3					
4					
5					
6					
7	☐ ☐ ☐				
8		☐ ☐ ☐			
9			☐ ☐ ☐		
10				☐ ☐ ☐	
11					☐ ☐ ☐

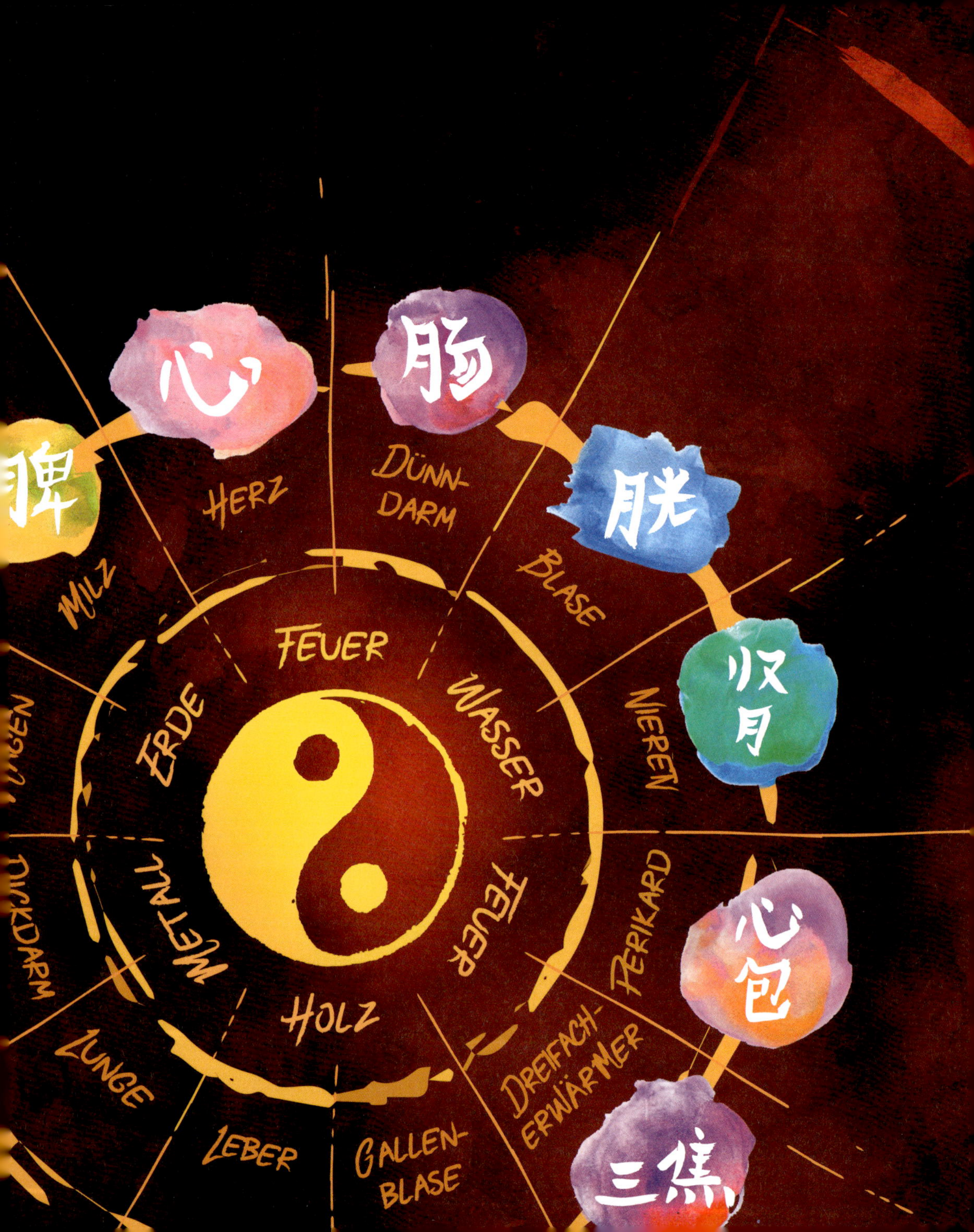
心
肠
胱
心包
三焦
HERZ
DÜNN-
DARM
BLASE
NIEREN
PERIKARD
DREIFACH-
ERWÄRMER
GALLEN-
BLASE
LEBER
LUNGE
MILZ
FEUER
WASSER
FEUER
HOLZ
METALL
ERDE

Die Organuhr

Die Organuhr beschreibt die Hoch- und Ruhephasen jedes Organs im täglichen Energiekreislauf und ihr Zusammenspiel im Körper.

Das Meridiansystem und die Lebenskraft Qi

Im Körper, in feinen »unsichtbaren Kanälen« des Meridiansystems, zirkuliert permanent Qi. »Qi« wird auch mit »Lebenskraft« übersetzt.

Das Qi als unsichtbare, nicht materielle Kraft, gilt als Ursprung allen Lebens. Die Energie des Qi durchdringt alles und manifestiert sich in Yin und Yang.

Man unterscheidet drei »Qi« als Basis unseres Lebens:

Yuan Qi: die Ursprungsenergie. Dieses Qi kann im Laufe des Lebens nicht erneuert werden. Ein ausgewogener Lebensstil und damit sorgsamer Umgang mit dieser Energie ist wichtig, um ein gesundes und langes Leben zu führen.

Da Qi: die Atemenergie. Es ergänzt und unterstützt das gesamte Qi des Körpers. Regelmäßige Atemübungen können die Gesundheit fördern und unterstützen.

Gu Qi: die Nahrungsenergie. Es kann das Qi des Körpers erneuern und ergänzen. Daher kann eine regelmäßige und ausgewogene Ernährung die Gesundheit unterstützen und stärken.

» Das chinesische Schriftzeichen Qi

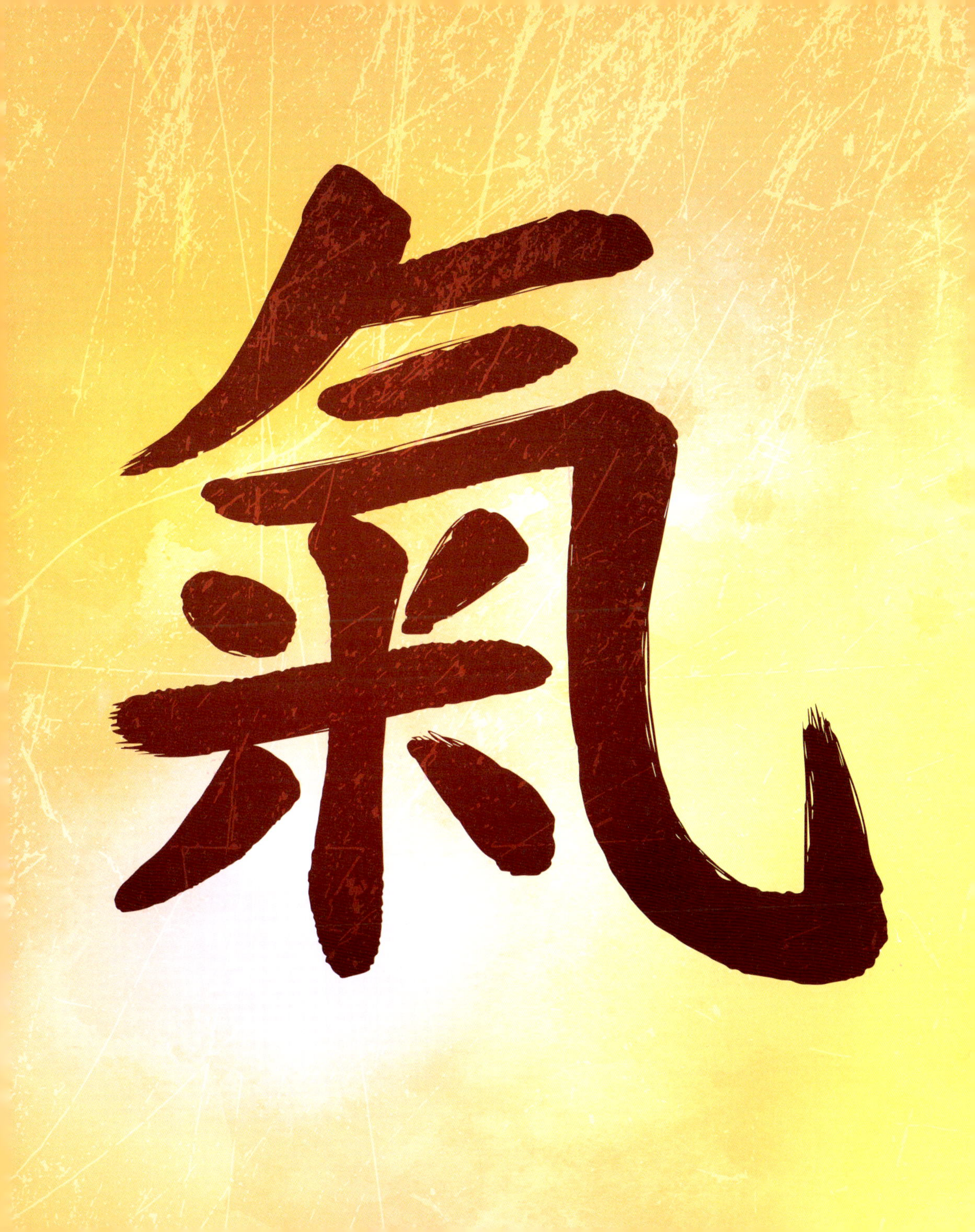
氣

Die 12 Hauptmeridiane als Energieleitbahnen werden durch weitere Meridiane ergänzt, sie verteilen sich über den gesamten Körper und stehen in einer engen Verbindung zueinander. Die Meridiane bilden das Grundgerüst der Chinesischen Medizin.

Die Meridiane haben vielfältige Aufgaben, sie sorgen unter anderem für die Zirkulation des Qi oder auch die Verteilung bzw. Zirkulation von Wärme. Sie stellen eine Verbindung zwischen den Organen und anderen Teilen des menschlichen Körpers her. Insgesamt sorgen sie für eine gute Kommunikation und Balance im gesamten Organismus.

Die Kraft des Qi im Energiekreislauf

Das Qi – die Lebenskraft – fließt nach einem genauen Rhythmus, dem sogenannten Energiekreislauf, innerhalb von 24 Stunden durch das gesamte Meridiansystem und erreicht in jedem der 12 Hauptmeridiane jeweils über 2 Stunden sein energetisches Maximum. Das bedeutet, dass in dieser Zeit diesem Meridian und damit auch dem ihm zugeordneten Organ besonders viel Energie zur Verfügung steht. Deshalb wird diese Zeit auch Maximalzeit oder Zeit der höchsten Arbeitsleistung genannt. 12 Stunden später hat der entsprechende Meridian eine Ruhephase und damit seine Minimalzeit.

Die zwei einander gegenüberliegenden Meridiane auf der Organuhr stellen energetische Partner dar. Ist ein Meridian gerade in seiner Maximalzeit, ist der Partner in minimaler Energieversorgung. Diese Verbindung wird auch Mittag-Mitternacht-Regel genannt.

Der Kreislauf der Energie bzw. des Qi durch diese Organe beginnt bei der Lunge, in der Zeit zwischen 3:00 und 5:00 Uhr morgens – hier beginnt das »junge Yang« zu wachsen – und setzt dann seinen Kreislauf durch die anderen Organe fort.

Das Qi fließt bei einem gesunden Menschen gleichmäßig und ungehindert durch den Körper. Wenn der Körper aber aufgrund innerer und/oder äußerer Faktoren aus seiner Balance gerät, können Störungen bzw. Blockaden in den Meridianen auftreten, die das Qi nicht mehr

» Das Meridiansystem und die Lebenskraft Qi

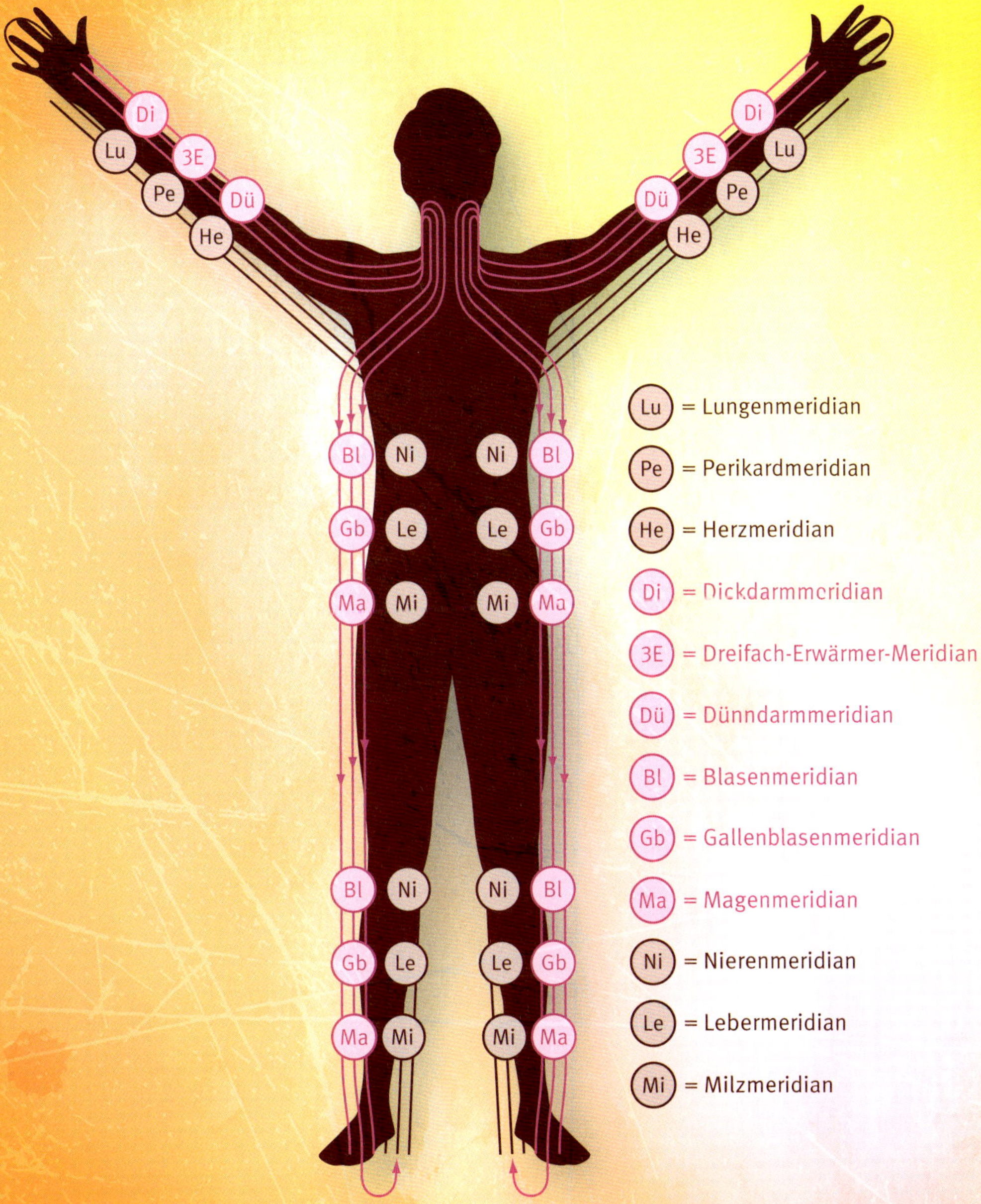

Di
Lu
3E
Pe
Dü
He
Bl
Ni
Gb
Le
Ma
Mi
Lu = Lungenmeridian
Pe = Perikardmeridian
He = Herzmeridian
Di = Dickdarmmeridian
3E = Dreifach-Erwärmer-Meridian
Dü = Dünndarmmeridian
Bl = Blasenmeridian
Gb = Gallenblasenmeridian
Ma = Magenmeridian
Ni = Nierenmeridian
Le = Lebermeridian
Mi = Milzmeridian

ungehindert zirkulieren lassen. Auch bei einem Qi-Mangel fließt das Qi nicht optimal und kann keine ausreichende Versorgung sicherstellen. Diese Situation kann z. B. durch länger andauernde Krankheit oder Verausgabung entstehen, so dass nicht mehr ausreichend Qi aufgebaut werden kann. Daraus können sich vielfältige Beschwerden und Symptome, sowohl auf der körperlichen als auch auf der seelischen Ebene, entwickeln.

Wenn in den folgenden Kapiteln von Organen die Rede ist, ist es wieder wichtig zu beachten, dass die Organe aus chinesischer Sicht eine größere Bedeutung haben als nur die rein anatomische Struktur und Funktion, wie wir sie im Westen kennen. Die Organe haben, wie bereits zu Beginn des Buches angesprochen, Bezüge zu allen Ebenen des Körpers und der Seele.

Der Bezug zur Organuhr hilft, Disharmonien im Körper zu erkennen und frühzeitig zu behandeln. Ansatzpunkt sind die Meridiane oder Organe, die das Symptom zeigen. Die Partner-Meridiane können über die Mittag-Mitternacht-Regel oft sinnvoll miteinbezogen werden.

Qi ist Energie. Akupunktur-Punkte auf den Meridianen bieten einen Zugang zur Meridianenergie – und damit auch zu den Organen. Mittels Akupunktur oder Akupressur (Anwendung von Druck auf Akupunktur-Punkte) kann die Energie bewegt werden – je nach Behandlung auf anregende, regulierende oder harmonisierende Art und Weise. Dabei ist immer das Ziel, den Qi-Fluss für eine größtmögliche gesundheitliche Wirkung zu verbessern. Dabei gilt zu beachten, dass es, gerade bei schweren, tiefgreifenden Erkrankungen, durchaus sinnvoll ist, diese Methoden ergänzend bzw. unterstützend zusammen mit einer »westlich-medizinischen« Behandlung anzuwenden.

Die Akupressur

In China wird die Technik der Akupressur seit Jahrtausenden praktiziert. Es werden dieselben Punkte wie bei der Akupunktur genutzt, allerdings setzt man hier die Reize durch sanften, aber doch festen Druck der Finger oder der Hand anstatt durch Nadeln. Durch speziell ausgewählte Punkte auf den jeweiligen Meridianen kann der Qi-Fluss angeregt, harmonisiert und reguliert werden. Die Punkte haben vielfältige Wirkungen mit einem breiten

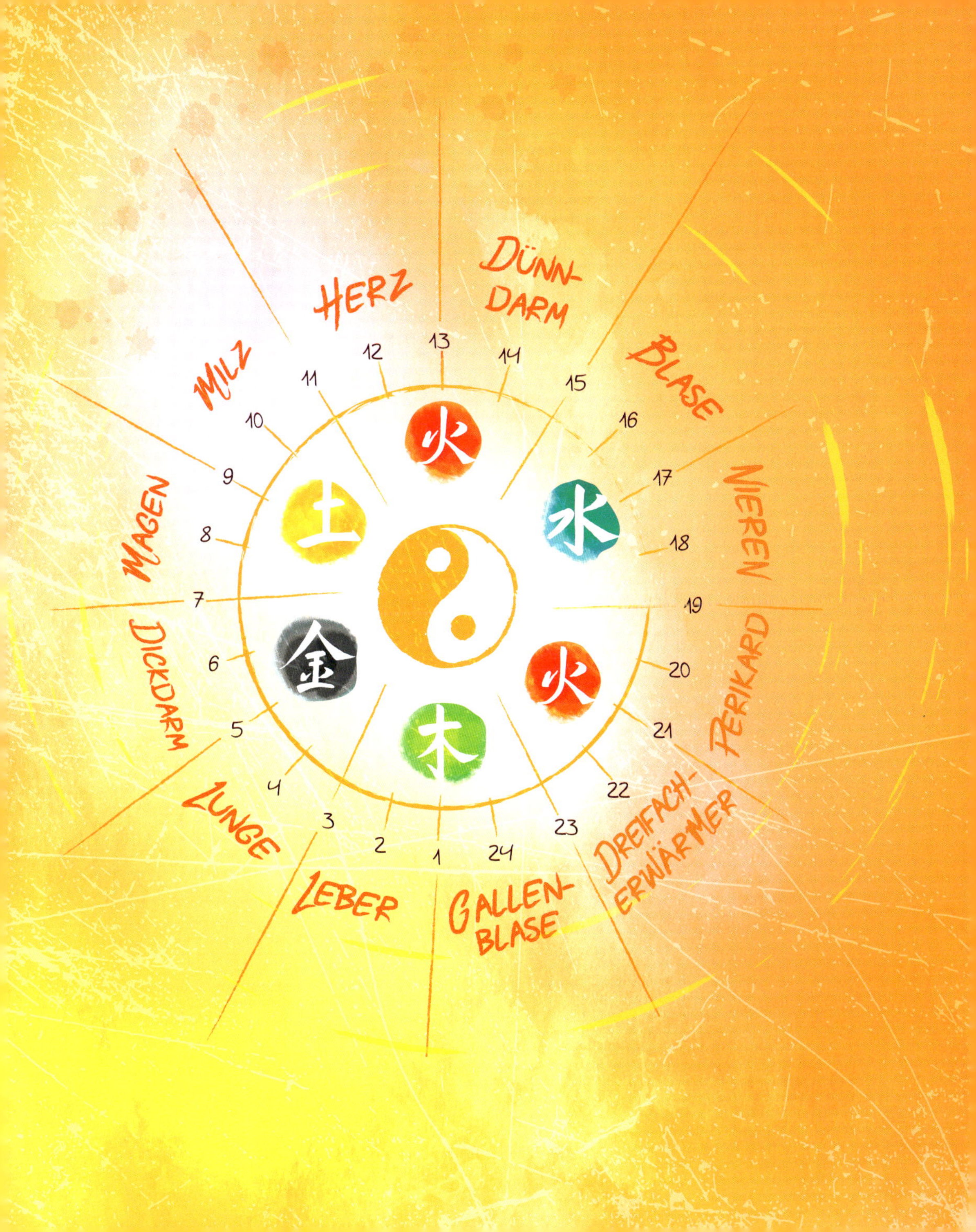

HERZ
DÜNN-
DARM
BLASE
NIEREN
PERIKARD
DREIFACH-
ERWÄRMER
GALLEN-
BLASE
LEBER
LUNGE
DICKDARM
MAGEN
MILZ
火
水
火
木
金
土
1
2
3
4
5
6
7
8
9
10
11
12
13
14
15
16
17
18
19
20
21
22
23
24

Spektrum. Sie werden, je nach Erkrankung, nach Meridianbezug oder nach entsprechender Diagnostik bezogen auf die Organ-Pathologien ausgewählt.

Das Auffinden der Punkte

Über anatomische Strukturen des Körpers wie z.B. Knochen, Muskeln oder Sehnen, kann jeder Punkt lokalisiert werden. Man sucht in diesem vorgegebenen Areal nach »Veränderungen« bzw. »Auffälligkeiten« wie z.B. Vertiefungen oder Druckschmerz. Sollte es keine »Besonderheiten« im beschriebenen Areal geben, wählt man die anatomisch beschriebene Stelle zur Behandlung.

Durchführung der Akupressur

Nehmen Sie sich ausreichend Zeit und sorgen Sie für eine ruhige Atmosphäre in einer entspannten Körperhaltung. Nachdem Sie den Punkt, den Sie behandeln möchten, gefunden haben, üben Sie dort mit einer Fingerkuppe, z.B. der des Zeigefingers, sanften aber deutlichen Druck aus. Sie sollten hierbei keine starken Schmerzen verspüren. Ein deutliches Druckgefühl bis hin zu einem leichten, aber noch angenehmen Schmerz dagegen ist erwünscht. Wenn Sie mit Ihrem Finger leicht kreisende Bewegungen im Uhrzeigersinn ausführen, hat dies eine eher anregende und stärkende Wirkung, während konstanter Druck eine regulierende Wirkung hat.

Die Dauer der Behandlung können Sie etwas variieren, meist behandelt man einen Punkt 2–3 Minuten. Sie können die Akupressur, je nach Beschwerden, auch mehrmals täglich anwenden.

Kontraindikationen

Bei schweren oder auch akuten Erkrankungen sollte eine ärztliche Abklärung Ihrer Beschwerden stattfinden:

- bei lebensbedrohliche Erkrankungen
- in der Schwangerschaft (hier sind viele Punkte kontraindiziert!)
- Keine Akupressur über geschädigten Hautarealen wie z.B. Verbrennungen, Entzündungen oder offenen Wunden!

Bitte beachten Sie, dass die in den folgenden Kapiteln vorgestellten Punkte zur Akupressur-Behandlung mit ihren entsprechenden Wirkungen speziell für das beschriebene Ungleichgewicht ausgewählt wurden und damit nur ein kleiner »Wirkbereich« dieser Punkte erläutert wird.

Metall-Organ Lunge: 3:00 bis 5:00 Uhr

Das junge Yang beginnt zu wachsen – die Zeit der Aktivität beginnt ganz langsam. Das Qi strömt jetzt durch den Lungenmeridian und der Körper bereitet sich auf den bevorstehenden Tag vor.

Beispiele für die verschiedenen Aufgaben und Funktionen der Lunge:

- Partnerorgan nach den 5 Elementen: Dickdarm
- Partnerorgan nach der Organuhr: Blase
- Die Lunge lässt das Qi rhythmisch durch den Körper zirkulieren.
- Sie unterstützt unser Immunsystem.
- Sie reguliert den Feuchtigkeits- und Temperaturhaushalt.
- Die Lunge gibt der Stimme Kraft.
- Sie unterstützt Rhythmus und Wandel.

Mögliche Erkrankungen und Symptome der Lunge und des Lungen-Meridians:

- Frühes Aufwachen zwischen 3:00 und 5:00 Uhr
- Allergien
- Infektanfälligkeit
- leise, schwache Stimme
- Husten, Atemnot, Asthma bronchiale
- Hauterkrankungen

Der Lungenmeridian verläuft im Bereich des Daumens, als Leitbahnsymptom können sich beispielsweise Schmerzen im Bereich des Daumens zeigen.

Verbindung der Lunge zu Dickdarm und Blase

Die Lunge hat zusammen mit dem Dickdarm und der Blase eine reinigende Funktion. Der Dickdarm ist das Yang-Partner-Organ der Lunge und unterstützt damit auch die Reinheit und Klarheit. Die Blase liegt auf der Organuhr gegenüber der Lunge und hat damit zwischen 3:00 und 5:00 Uhr am Morgen ihre Ruhezeit.

Die Lunge reguliert rhythmisch das Qi

Die Lunge sorgt für einen geordneten Rhythmus, indem sie das Qi dabei unterstützt, im 24-Stunden-Energiekreislauf in den Meridianen durch den Körper zu zirkulieren.

Das gesamte Leben ist stark durch den Atemrhythmus geprägt, angefangen mit dem ersten Atemzug bei der Geburt und endend mit dem letzten Atemzug beim Sterben.

Die Atmung hat sehr vielfältige Auswirkungen auf unseren Gesundheitszustand, nicht nur auf der körperlichen Ebene, auch psychisch beeinflusst die Atmung unser Wohlbefinden.

Meist schenken wir dem Atemrhythmus und der Atemtiefe zu wenig Beachtung, wir atmen im Alltag bei Stress und Hektik oft zu flach und bekommen dann zu wenig Sauerstoff, was zu Müdigkeit und Abgeschlagenheit führen kann.

In den frühen Morgenstunden, wenn die Lunge ihre Maximalzeit entfaltet, sollte man für ausreichend gute Belüftung im Schlafzimmer sorgen, um die Lunge in ihrer Funktion, die Atemenergie aufzunehmen und zu verteilen, zu unterstützen.

Wohlfühl-Tipp

Der frühe Morgen ist eine gute Zeit für einen ausgedehnten Spaziergang, damit kann das Qi durch die Atmung an der frischen Luft gut genährt und ergänzt werden. Auch Qi Gong-, Tai Chi- oder Yoga-Übungen können sich zu dieser Zeit energetisch positiv auswirken, da sie einen starken Bezug zur Atmung haben.

Übung: Atmen Sie bewusst. Nadi Shodhana – die Wechselatmung

» Dies ist eine Atemtechnik aus dem Yoga – Sie hat eine reinigende Wirkung auf die Energiekanäle, harmonisiert den Geist und hilft bei Müdigkeit und Kopfschmerzen.

- Nehmen Sie eine entspannte Haltung ein und beugen Sie den rechten Zeige- und Mittelfinger zur Handinnenfläche ein. Der Daumen und der Ringfinger verschließen dann abwechselnd die Nasenlöcher.

- Atmen Sie einmal langsam vollständig ein und aus. Verschließen Sie mit dem rechten Daumen das rechte Nasenloch, atmen Sie dabei langsam und tief durch das linke Nasenloch aus. Atmen Sie dann durch das freie linke Nasenloch wieder langsam und tief ein.

- Nun verschließen Sie mit dem Ringfinger der rechten Hand auch das linke Nasenloch. Halten Sie den Atem kurz an und lösen Sie nun den Daumen vom rechten Nasenloch und atmen Sie vollständig aus.

- Danach atmen Sie durch das rechte Nasenloch tief ein und verschließen dann mit dem rechten Daumen das rechte Nasenloch, danach den Atem kurz anhalten und dann den Ringfinger vom linken Nasenloch lösen und wieder vollständig ausatmen.

- Dann beginnt ein neuer Zyklus, indem Sie wieder links einatmen …

- Versuchen Sie bei der Übung, Ihren eigenen, achtsamen Rhythmus zu finden.

- Wiederholen Sie die Übung auf jeder Seite 5-mal.

- Atmen Sie danach langsam und vollständig ein und aus.

Die Lunge hat Einfluss auf das Immunsystem

Das Wei Qi – das Abwehr-Qi – zirkuliert in einem festgelegten Rhythmus Tag und Nacht in den Meridianen zwischen Haut und Muskulatur durch unseren Körper. Es ist dafür zuständig, dass das Öffnen und Schließen der Poren der Haut adäquat reguliert wird und wir so vor krankmachenden Faktoren, wie z. B. Wind, geschützt werden. Die Lunge stellt das Abwehr-Qi bereit und sorgt für dessen gleichmäßige Verteilung. Ist die Lungenenergie geschwächt, kann dies zu einer erhöhten Infektanfälligkeit führen.

Regulierende Funktionen der Lunge

Wie bereits erwähnt beeinflusst die Lunge das Öffnen und Schließend der Poren der Haut, dadurch kann auch die Körpertemperatur, z. B. durch Abgabe von Schweiß, reguliert werden. Die Lunge steuert ebenfalls die Zirkulation der Flüssigkeiten im Körper, die sie dann unter anderem an Haut und Haare zur Ernährung und Befeuchtung abgibt. Deshalb können z. B. eine trockene Haut oder auch trockene, schuppige Ekzeme auf eine Pathologie in der Lunge hinweisen und über entsprechende Akupunktur-Punkte auf dem Lungen-Meridian behandelt werden.

Wohlfühl-Tipp

Trinken Sie am frühen Morgen ein Glas warmes Wasser, das regt den Stoffwechsel an und hilft, die Flüssigkeitsverluste der Nacht auszugleichen.

Die Lunge gibt der Stimme Kraft

Die Kraft, mit der das Qi nach außen gebracht werden kann, hängt von der Stärke des Lungen-Qi ab. Die Lunge gibt der Stimme Kraft, Volumen und Stärke. Dies ist gerade für Menschen von besonderer Bedeutung, die beruflich viel sprechen müssen. Dadurch kann sich das Lungen-Qi erschöpfen, die Stimme wird dann schwächer und leise, man hat nach der Arbeit meist keine Lust mehr zu sprechen.

Besteht dieser Zustand länger, kann durch den Mangel an Qi in der Lunge eine Infektanfälligkeit hinzukommen, was dann

Übung: Akupressur zur Stärkung der Lungenenergie

» Stärkt das Qi der Lunge

- Der Punkt Lunge 9 liegt am Ende der inneren Handgelenksfalte auf der Daumenseite in einer kleinen Vertiefung. Suchen Sie in diesem Bereich nach einer druckempfindlichen, evtl. auch leicht schmerzhaften Stelle.

- Legen Sie Ihre Fingerkuppe auf das Areal und massieren Sie den Punkt mit sanftem Druck ca. 2–3 Minuten mit leicht kreisenden Bewegungen im Uhrzeigersinn.

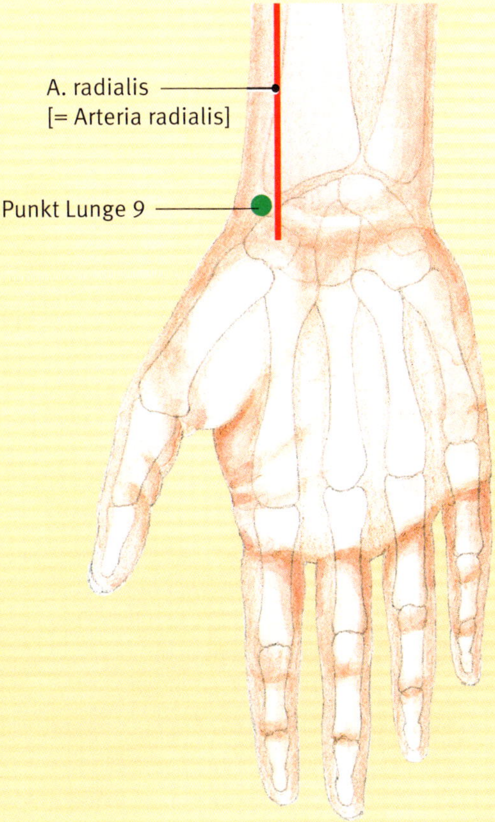

wiederum die Lungen weiter schwächt – damit entsteht ein Circulus vitiosus.

Die Lunge unterstützt Rhythmus und Wandel

Die Lunge unterstützt alle natürlichen Übergänge im Leben, wie z. B. von der Kindheit zur Jugend oder vom Arbeitsleben in den Ruhestand. Veränderungen, die damit einhergehen, sind immer auch mit Verlust verbunden. Dies sind meist längere Prozesse, die Raum brauchen. Oft ist es gut, in solchen Zeiten auch innezuhalten und den Gefühlen, die dabei entstehen, nachzuspüren. Die Lunge hilft dabei, diesen Prozess des Loslassens und Abschiednehmens immer wieder angemessen zu durchleben.

Gesundheit spiegelt sich im rhythmischen Wechsel von Aufnehmen und Loslassen, Einlassen und Abwehren sowie Nähe und Distanz wider. Entsteht hier ein Ungleichgewicht, können Krankheiten auf allen Ebenen, d. h. körperlich, seelisch und psychisch entstehen. Auf der körperlichen Ebene wird die physiologische Aufgabe der Lunge besonders durch die Atmung deutlich, die sich in einem beständigen Rhythmus im Wechsel zwischen Einatmung und Ausatmung zeigt. Wir können die Atmung nicht willentlich beeinflussen, die Lunge bringt diesen Rhythmus ganz allein in unser Leben.

Viele Pathologien entwickeln sich dadurch, dass wir unseren eigenen Rhythmus nicht mehr wahrnehmen können oder auch ganz verlieren. Wenn das Leben ständig einem genau festgelegten Plan von außen folgen muss, bei dem alles streng terminiert ist, selbst die oft knapp bemessene Freizeit, erschöpft das auf längere Sicht die Energie der Lunge. Die Lunge kann dann ihre vielfältigen Aufgaben nicht mehr angemessen wahrnehmen.

Wenn jemand alles »ungefiltert« aufnimmt, zu durchlässig ist, kann dies zu überschießenden Reaktionen wie Allergien oder auch Durchfall führen. Ist jemand aber nach außen hin verschlossen oder blockiert, kann sich eine Verstopfung entwickeln, d. h., der Dickdarm kann den »Abfall« nicht mehr angemessen ausscheiden und sucht sich ein anderes Ventil, beispielsweise die Haut, die dann mit verschiedenen Erkrankungen reagiert.

Metall-Organ Dickdarm: 5:00 bis 7:00 Uhr

Um ca. 6:00 Uhr ist die Zeit des jungen Yang erreicht – alles kommt in Bewegung. Es ist die Zeit des Erwachens, es gibt ein natürliches Verlangen nach Licht und Bewegung.

Beispiele für die verschiedenen Aufgaben und Funktionen des Dickdarms:

- Partnerorgan nach den 5 Elementen: Lunge
- Partnerorgan nach der Organuhr: Niere
- Der Dickdarm liebt die Regelmäßigkeit
- Er hat die Aufgabe der Reinigung und der Transformation
- Der Dickdarm reguliert das Aufnehmen und Loslassen

Mögliche Erkrankungen und Symptome des Dickdarms und des Dickdarm-Meridians:

- Verstopfung, Durchfälle, Bauchschmerzen
- Bauchkrämpfe
- Blähungen
- Entzündungen der Darmschleimhaut
- Hauterkrankungen
- Allergien

Der Dickdarm-Meridian verläuft über die Schulter und den seitlichen Hals zum Kopf und zur Nase und beeinflusst Erkrankungen der Nase und der Zähne.

Verbindung vom Dickdarm zu Lunge und Nieren

Der Dickdarm bekommt von der Lunge als Yin-Partner sein Qi und damit Kraft und Dynamik. Erhält der Dickdarm nicht ausreichend Energie von der Lunge, z. B. wenn die Lunge aufgrund lang anhaltender Trauer geschwächt wurde, stagniert die Ausscheidungsfunktion des Dickdarms und der Prozess des Loslassens kann nicht stattfinden. Dies zeigt sich dann auf der körperlichen Ebene beispielsweise durch Bauchschmerzen, Blähungen und Verstopfung, aber auch auf der emotionalen, mentalen oder geistigen Ebene dadurch, dass der Mensch in Emotionen »steckenbleibt« oder Ansichten und Glaubenssätzen verhaftet bleibt.

Eine weitere enge Verbindung zur Lunge – die sich in der Nase öffnet – wird deutlich, wenn man sich den Verlauf des Dickdarm-Meridians anschaut. Da der Meridian bis zur Nase verläuft, werden viele Erkrankungen von Hals und Nase, wie z. B. Sinusitis oder auch Halsschmerzen, über Punkte des Dickdarm-Meridians behandelt. Auf der Organuhr liegt dem Dickdarm die Niere gegenüber, das bedeutet, dass Sie darauf achten sollten, ob es bei Ihnen in der Maximalzeit der Nieren am Abend zu Beschwerden wie z. B. Bauchschmerzen und Blähungen kommt. Dies könnte ein Hinweis auf eine Schwäche des Dickdarms sein, da er zu diesem Zeitpunkt seine Minimalzeit hat.

Der Dickdarm liebt die Regelmäßigkeit

Die frühen Morgenstunden sind eine gute Zeit für die Reinigung des Körpers und damit die »Entleerung« des Darms. Die Energie des Dickdarms gerät leicht aus dem Gleichgewicht. Viele Menschen kennen das Problem, dass es z. B. zu Beginn einer Urlaubsreise häufig zu Verstopfung kommt, auch Menschen mit Schichtarbeit und damit sehr unregelmäßigen Arbeitszeiten sowie unregelmäßigen Essenzeiten kennen oftmals diese Problematik. Da der Dickdarm alles aufnehmen muss, sollten Sie möglichst darauf achten, Ihre Mahlzeiten regelmäßig und ohne Zeitdruck zu sich nehmen.

Der Dickdarm transformiert und reinigt

Während die Lunge für die feinstoffliche Reinigung durch die Atmung zuständig

Wohlfühl-Tipp

Nehmen Sie sich, wenn möglich, bewusst Zeit für den morgendlichen Toilettengang, vermeiden Sie dabei Hektik und Stress. Entlasten Sie Ihren Darm, indem Sie Ihre Ernährungsgewohnheiten überprüfen und ggf. für einige Zeit umstellen. Verzichten Sie auf Fertigprodukte, Fleisch, Süßigkeiten, Koffein und Alkohol. Versuchen Sie, Ihre Mahlzeiten regelmäßig einzunehmen, und bereiten Sie Ihre Speisen frisch zu. Nehmen Sie sich ausreichend Zeit und genießen Sie Ihr Essen in einer ruhigen Atmosphäre. Trinken Sie über den Tag verteilt viel Wasser oder Kräutertee, z. B. nach den Mahlzeiten einen Tee mit Fenchel, Kümmel und Anis.

ist, hat der Dickdarm die Aufgabe, alle Abfallstoffe und überflüssigen Ballast auszuscheiden – damit ist er für das »Grobe« zuständig. Der Dickdarm ist eine der letzten Instanzen im Körper, die entscheidet, welche Anteile der klaren Energien bzw. Flüssigkeiten transformiert und dem Körper wieder zugeführt werden, nur der »Unbrauchbare Rest« wird dann ausgeschieden.

Ein weiteres Thema der Lunge und insbesondere des Dickdarms ist die Reinheit. Der Dickdarm gilt als sehr reines Organ. Dies mag zuerst verwunderlich klingen, da er täglich nur mit dem »schmutzigen Abfall« in Kontakt kommt. Wenn man sich aber die Schleimhaut des Dickdarms bei einer Darmspiegelung anschaut, dann kann man eine weißlich-silbrig glänzende Oberfläche der Darmschleimhaut erkennen.

Wenn es bei der Aufgabe des Transformierens und Reinigens zu Störungen kommt, »verschmutzt« das System, wodurch verschiedene Symptome, wie unreine Haut, eine verstopfte Nase, Blähungen und Verdauungsstörungen, auftreten können.

Der Dickdarm reguliert das Aufnehmen und Loslassen

Der menschliche Organismus verfügt über ein großes Repertoire von Verarbeitungs- und Entgiftungsmechanismen, die den fortlaufenden Prozess der Klärung und Reinigung sicherstellen.

Die Erde-Organe Milz und Magen sind für die Assimilation zuständig. Bereits im Mund, der als Erstes in Kontakt mit der Nahrung kommt, beginnt dieser Prozess.

Die Metall-Organe Lunge und Dickdarm sind eher für die Elimination des Unnötigen bzw. des Abfalls zuständig. Die Ausscheidung bzw. das Loslassen erfolgt dann über die Lunge, die Haut und den Darm.

Eine gute Zusammenarbeit dieser verschiedenen Organe, bei der auch die Nieren und die Blase eine wichtige Rolle spielen, ist die Grundlage dafür, dass der Dickdarm den gesamten Prozess des Loslassens gut abschließen kann. Der Dickdarm ist die letzte Instanz auf diesem »langen Weg« und sorgt kontinuierlich dafür, dass alles, was für uns nutzlos geworden ist, losgelassen werden kann. Damit entscheidet der Dickdarm auch über den Wert, den etwas für uns hat.

Auch der Selbstwert ist eine Thematik, die stark mit dem Metall-Element in Verbindung steht. Kommt es in diesem Prozess zu Störungen, zeigen sich vielfältige Beschwerden im gesamten Verdauungs- und Stoffwechselsystem, wie beispielsweise Völlegefühl, Blähungen oder auch Verstopfung.

Auch auf geistiger und seelischer Ebene geht es immer wieder um das Thema Loslassen. Können wir Eindrücke, Emotionen oder erlebte Dinge des Alltags nicht angemessen umwandeln, verdauen und loslassen, sammelt sich der »Abfall« an und alles wird trübe, schmutzig und unklar. Es kann auch zu neurotischen, zwanghaften Störungen mit großer Fixierung auf Sauberkeit und Ordnung bis hin zu zwanghaftem Verhalten, wie beispielsweise dem Waschzwang, kommen.

Wohlfühl-Tipp

Aufräumen und Ausmisten – vieles sammelt sich in unserem Leben an, das wir eigentlich längst nicht mehr brauchen. Es kann sehr befreiend und klärend wirken, wenn Sie sich entschließen, Dinge, die Sie nicht mehr benötigen, »gehen« zu lassen. Nutzen Sie dabei auch gleich die Möglichkeit, den neuen Raum, der dadurch geschaffen wird, ordentlich zu strukturieren – damit entfällt das oft lästige Suchen nach bestimmten Dingen.

Übung: Akupressur zur Unterstützung der Dickdarmenergie

» Reguliert den Dickdarm

- Der Punkt Dickdarm 4 liegt auf der Handaußenseite zwischen Daumen und Zeigefinger in einer Vertiefung zwischen 2 Knochen, wenn Sie mit Ihrem Finger Richtung Handgelenk gehen.

- Suchen Sie in diesem Bereich nach einer druckempfindlichen, evtl. auch leicht schmerzhaften Stelle.

- Legen Sie Ihre Fingerkuppe auf das Areal und halten Sie den Punkt, indem Sie ca. 3–4 Minuten etwas Druck ausüben.

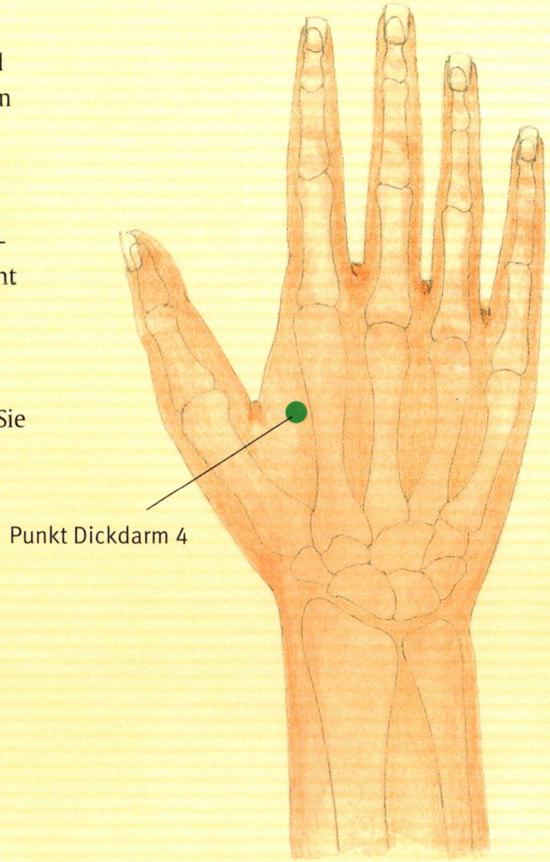

Erd-Organ Magen: 7:00 bis 9:00 Uhr

Zeit des jungen Yang – neue Energie für den Tag. Die Lust auf Bewegung und Tätigkeiten nimmt weiter zu. Dies ist eine gute Zeit für die erste Nahrungsaufnahme, das Frühstück.

Beispiele für die verschiedenen Aufgaben und Funktionen des Magens:

- Partnerorgan nach den 5 Elementen: Milz
- Partnerorgan nach der Organuhr: Perikard
- Der Magen ist die erste Instanz für alles, was wir aufnehmen
- Er sorgt für die Umwandlung, Reifung, Verdauung und Transport unserer Nahrung
- Der Magen kontrolliert das Absteigen des Qi

Mögliche Erkrankungen und Symptome des Magens und des Magen-Meridians:

- Appetitlosigkeit oder auch Heißhungerattacken
- Aufstoßen, Sodbrennen
- Übelkeit, Erbrechen
- Magenschmerzen, Magenschleimhautentzündung, Magengeschwür
- Mundgeruch

Der Magen-Meridian beginnt unterhalb des Auges am Unterlid und zieht über das Gesicht zum Unterkiefer, dadurch ergibt sich der Bezug zu Zahnschmerzen oder Aphthen der Mundschleimhaut.

Verbindung vom Magen zu Milz und Perikard

Milz und Magen als Yin- und Yang-Partner-Organe arbeiten in allen Bereichen der Verdauung eng zusammen. Das Perikard hat am Abend zwischen 19:00 und 21:00 Uhr seine Maximalzeit – eine Zeit, die von Geselligkeit und Lebensfreude bestimmt ist, während der Magen zu dieser Zeit seine Ruhezeit hat. In dieser Zeit sollte man den Magen nicht mit einer üppigen Mahlzeit belasten, da sonst das Energielevel stark absinkt und man müde und träge wird.

Der Magen als aufnehmende Instanz

Lippen, Mund und Speiseröhre gehören ebenfalls zum Magen, da bereits im Mund die ersten Verdauungsvorgänge stattfinden. Bereits im Mund entscheidet sich, ob wir etwas schlucken wollen und können und ob dies richtig und gut für uns ist. Der Magen benötigt für die Aufnahme der Nahrung und die weitergehende »Aufbereitung« immer ausreichend Zeit.

Auf der zwischenmenschlichen Ebene kennen wir das Gefühl, dass wir jemanden nicht riechen können. Damit lehnen wir jemanden ab, ohne dass wir ihn genauer kennengelernt haben. Dies ist mehr eine intuitive Reaktion, während der Magen sich beim ersten Kontakt damit auseinandersetzt, ob man sich weiter mit jemanden beschäftigen bzw. sich ihm annähern möchte oder nicht.

Wohlfühl-Tipp

- Versuchen Sie regelmäßig zu essen, gönnen Sie sich ein Frühstück für den Start in den Tag.
- Essen Sie in Ruhe und ohne Hektik, genießen Sie Ihr Essen!
- Kauen Sie Ihr Essen gut, damit wird es leichter verdaulich.
- Kochen Sie wenn möglich frisch, natürlich und regional.
- Nutzen Sie frische Kräuter zum Kochen und Würzen, diese unterstützen die Verdauungstätigkeit.

Hirse mit Kompott

» Ein wunderbar einfaches Frühstuck, um gut in den Tag zu starten

Für 1 Portion • gelingt leicht
(15) Min.

½ Apfel • 1–2 Tassen Birnen oder Apfelkompott (möglichst selbst zubereitet). • 1 EL Butter • 1–2 Tasse gekochte Hirse • Zimt • Salz • 1 Spritzer Zitronensaft • 1 Msp. Kakao • 1 EL Mandelmus • 2–3 EL gehackte Nüsse

- Den Apfel auf einer Gemüsereibe fein raspeln.

- Butter in einer Pfanne schmelzen, die gekochte Hirse dazugeben und mit Zimt, Salz, Zitronensaft und Kakao abschmecken. In der Pfanne mit geschlossenem Deckel 2–3 Min. dünsten.

- Mandelmus dazugeben und mit der Hirse mischen. Etwas Flüssigkeit vom Kompott dazugießen, kurz aufkochen.

- Dann die Hirse mit dem geriebenen Apfel und dem Kompott mischen und die Nüsse darüberstreuen.

Der Magen steuert die Verdauungsprozesse

Stellen Sie sich den Magen wie eine kleine Fabrik vor. Es gibt viele Arbeiter, die die Nahrung annehmen, sortieren, verarbeiten und alles für den weiteren Transport vorbereiten. Die Arbeiter der Fabrik arbeiten im Schichtdienst und kommen bei drei Mahlzeiten am Tag mit ihrer Arbeit gut zurecht. Es wird nur dann problematisch, wenn die Anlieferung der Nahrung in sehr kurzen Abständen kommt, d. h., wenn ständig zwischendurch gegessen wird, oder es immer wieder sehr üppige Mahlzeiten am späten Abend gibt. Da die Verdauungsleistung Wärme und damit Energie braucht, wirken auch eiskalte Getränke sehr belastend.

All das kann dazu führen, dass die Fabrik mehr Personal, also der Magen mehr Energie bereitstellen muss, um alles ordentlich verdauen zu können. Dies kann auf längere Sicht zu einer Schwächung der Magen-Energie führen und damit auch Symptome im Bereich der Verdauung auslösen, beispielsweise Appetitlosigkeit, Völlegefühl oder auch Bauchschmerzen.

Der Magen kontrolliert das Absteigen des Qi

Die physiologische Richtung des Magen-Qi ist absteigend und unterstützt damit die Verdauungstätigkeit. Wird der Magen über längere Zeit z.B. durch zu üppige oder in Eile und Hektik eingenommene Mahlzeiten belastet, kann es zu einer sogenannten Nahrungsstagnation im Magen kommen. Dies führt dazu, dass das Magen-Qi nicht mehr ausreichend nach unten absenken kann, die Verdauungsvorgänge werden beeinträchtigt und es kann zu Magenschmerzen, Übelkeit und Erbrechen kommen.

Auch die Leber, die als Organ des Holz-Elements den Magen physiologisch kontrolliert, kann das Absteigen des Magen-Qi blockieren. Die Leber hat die Aufgabe, das Qi im gesamten Körper in alle Richtungen zu verteilen. Wenn die Leber diese Aufgabe z. B. aufgrund einer Blockade des Leber-Qi nicht gut erfüllt, kann das Magen-Qi nicht geordnet nach unten absteigen, es entwickelt sich eine Gegenläufigkeit des Qi – auch rebellierendes Qi genannt – und es kommt zu Schluckauf, Aufstoßen und Erbrechen.

Wohlfühl-Tipp

Nehmen Sie sich am Morgen Zeit für ein warmes Frühstück als wichtigste Mahlzeit des Tages, denn hier ist die Verdauungskraft am höchsten! Das Frühstück gibt Ihnen Kraft und Energie für den Tag. Eine Redewendung sagt: Frühstücke wie ein Kaiser, iss zu Mittag wie ein Edelmann und iss zu Abend wie ein Bettler.

Übung: Akupressur zur Stärkung des Magens

» Stärkt den Magen und den gesamten Körper

- Der Punkt Magen 36 liegt eine Handbreit unterhalb der Kniescheibe, an der Außenseite des Beines, seitlich des Schienbeins.

- Suchen Sie in diesem Bereich nach einer druckempfindlichen, evtl. auch leicht schmerzhaften Stelle.

- Legen Sie Ihre Fingerkuppe auf das Areal und massieren Sie den Punkt mit sanftem Druck ca. 2–3 Minuten mit leicht kreisenden Bewegungen im Uhrzeigersinn.

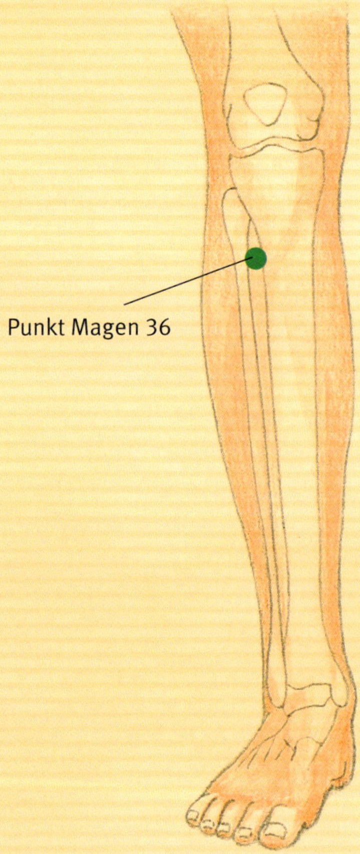

Übung: Akupressur zur Beruhigung des Magens

» Entspannt und öffnet den Bereich des Zwerchfells, lindert Übelkeit und Erbrechen

- Der Punkt Perikard 6 – Meisterpunkt gegen Übelkeit – liegt auf der Innenseite des Unterarms, genau in der Mitte, zwischen zwei Sehnen. Sie können Ihren Daumen auf die Handgelenksfalte legen und zwei Daumenbreiten in Richtung Ellenbogen abmessen.

- Suchen Sie in diesem Bereich nach einer druckempfindlichen, evtl. auch leicht schmerzhaften Stelle.

- Legen Sie Ihre Fingerkuppe auf das Areal und halten Sie den Punkt ca. 4 Minuten, indem Sie etwas Druck ausüben.

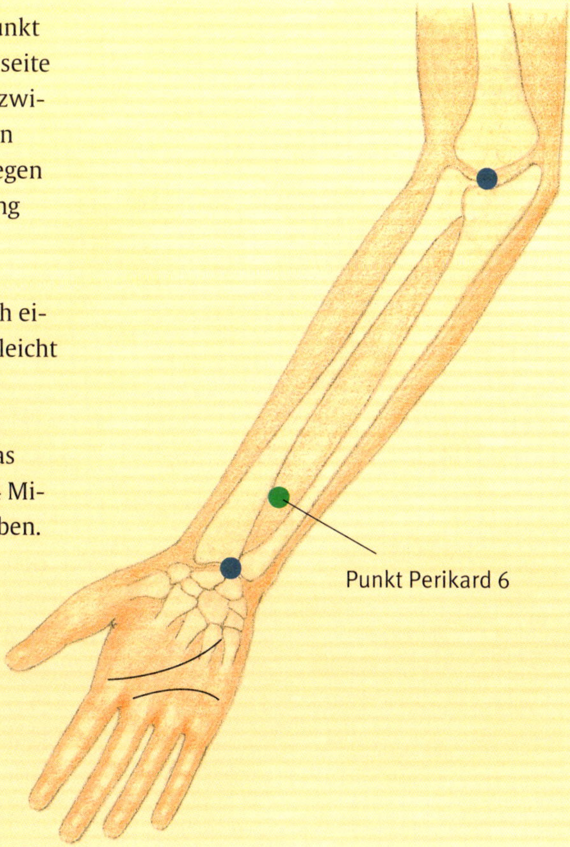

Erd-Organ Milz: 9:00 bis 11:00 Uhr

Das Yang wächst weiter an – Zeit für geistige Aufgaben. Die geistige Aufnahmefähigkeit ist jetzt sehr hoch, das Denken ist klar und präzise, der Fokus scharf.

Beispiele für die verschiedenen Aufgaben und Funktionen der Milz:

- Partnerorgan nach den 5 Elementen: Magen
- Partnerorgan nach der Organuhr: Dreifach-Erwärmer
- Die Milz reguliert über die Umwandlung der Substanzen den Stoffwechsel
- Sie hält die Organe an ihrem Platz und kontrolliert das Aufsteigen des Qi
- Die Milz unterstützt den Wandel und die Integration von allem, was wir aufnehmen

Mögliche Erkrankungen und Symptome der Milz und des Milz-Meridians:

- Völlegefühl vor allem nach dem Essen, Müdigkeit nach dem Essen, Schweregefühl des ganzen Körpers
- Gewichtszunahme
- Weicher, breiiger Stuhl bis hin zu Durchfällen, unverdaute Nahrungsbestandteile im Stuhl
- Diabetes mellitus
- Konzentrationsstörungen, Lernstörungen
- Ödeme

- Allergien, Nahrungsmittelunverträglichkeiten
- Menstruationsbeschwerden
- Organsenkungen
- Neigung zu Blutungen und Hämatomen
- Schlafstörungen mit der Neigung zu grübeln

Verbindung der Milz zu Magen und Dreifach-Erwärmer

Milz und Magen als Yin- und Yang-Partner-Organe arbeiten in allen Bereichen der Verdauung eng zusammen. Die Milz hat ihre Ruhephase zwischen 21:00 und 23:00 Uhr, dies ist die Zeit der höchsten Aktivität des Dreifach-Erwärmers. Nutzen Sie die Abendstunden vor dem Zubettgehen, um in Ruhe bei sich selbst anzukommen. Vermeiden Sie zu dieser Zeit Tätigkeiten, die sehr viel geistige Aktivitäten und damit Ihre volle Aufmerksamkeit erfordern.

Die Milz reguliert den Stoffwechsel

Durch den Prozess der Assimilation der im Magen gereiften Nahrung wandelt die Milz körperfremde Stoffe in körpereigene Energie. Sie stellt diese Substanzen dem gesamten Körper zur Verfügung und ist damit die zentrale Instanz für die Versorgung des Menschen mit Qi, also Lebensenergie, das aus der Nahrung gewonnen wurde. Bildlich gesprochen lockert das Erd-Organ Milz die Erde auf, trocknet die Erde und sorgt dafür, dass die Erde nicht versumpft – sie macht den Körper leicht.

Wenn die Milz dieser Aufgabe nicht gut nachkommen kann, beispielsweise weil sie geschwächt ist, dann entsteht eine Stagnation im Ablauf dieser Prozesse.

Wohlfühl-Tipp

Nehmen Sie am Abend in der Zeit des Dreifach-Erwärmers ein warmes Bad und geben Sie 4 Tropfen Geranie als ätherisches Öl in das Badewasser. Dies unterstützt die innere Ausgeglichenheit und wirkt entspannend und schlaffördernd.

Daraus entwickeln sich dann Feuchtigkeit und Schleim, was wiederum die feinen Abläufe des Umwandelns stört und zu vielfältigen Symptomen und Beschwerden führen kann. Der gesamte Stoffwechsel gerät »durcheinander« – dies zeigt sich z. B. mit einem Schweregefühl, benebeltem Denken, weichen Stühlen oder auch durch eine Gewichtszunahme.

Vermeiden Sie, was die Milz schwächen könnte:

- Einseitige Diäten oder Hungern
- »Qi-lose« Nahrungsmittel, z. B. Fastfood oder industriell verarbeitete Lebensmittel
- Zu viel Zucker
- Zu viele Milchprodukte
- Häufige Brotmahlzeiten
- Eiskalte Getränke und Speisen
- Bewegungsmangel
- Zu viel Lernen und Denken ohne ausreichende Pausen

Vor allem der erste Hinweis ist wichtig: Meiden Sie Diäten! Viele Menschen kennen das Problem, dass sich mit einer Diät zu Beginn das Gewicht oft gut reduzieren lässt, es aber nach einiger Zeit oder nach dem Beenden wieder zu einer deutlichen Gewichtszunahme kommt – dem sogenannten Jo-Jo-Effekt. Dies ist darauf zurückzuführen, dass es durch die entstandene Schwächung der Milz zu einer Feuchtigkeits- und Schleimproblematik kommt.

Unterstützen Sie die Milz durch:

- Ein warmes Frühstück
- Regelmäßige Mahlzeiten, die in Ruhe eingenommen werden
- Das Trinken von warmem Wasser
- Erde- und damit Milz-stärkende Nahrungsmittel wie z. B. Hirse, Polenta, Haferflocken, Kürbis, Fenchel, selbst gekochte Fleischbrühe

Die Milz kontrolliert das Aufsteigen des Qi

Die Milz hat eine »hebende« Dynamik, sie sorgt dafür, dass nicht alles der Schwerkraft folgend nach unten sinkt. Sie schickt z. B. das Qi – als klare Yang-Energie – nach oben, um die Ohren beim Hören und die Augen beim Sehen zu unterstützen.

Immer wenn sich im Menschen etwas nach unten absenkt, ist die hebende Dynamik der Milz eingeschränkt bzw. geschwächt. Die Symptome können leichter Natur sein, z. B. ein Schweregefühl oder ein nach unten ziehendes Gefühl, meist von der Beckenregion ausgehend, sie können aber auch schwerwiegend sein wie z. B. Organsenkungen oder Prolapse jeder Art.

Die Milz unterstützt die Verdauungsprozesse

Die Erde nimmt alles auf, was aus den ständigen Prozessen der Wandlung hervorgeht. Für die Milz, die alles, mit dem wir in Kontakt kommen, »integrieren« und »verdauen« muss, ist es wichtig, dass es immer wieder Zeiten zum Innehalten gibt. Nur dann können die Verdauungsprozesse – Umwandlung und Transport – stattfinden und das Aufgenommene zu unserem Eigenen werden.

Die Milz erreicht am Vormittag zwischen 9:00 und 11:00 Uhr ihren energetischen Höhepunkt, die geistige Leistungsfähigkeit ist jetzt am höchsten, man kann sich gut konzentrieren und fokussieren – eine gute Zeit für Prüfungen.

Da die Milz alle »Denkprozesse« unterstützt, kann sich eine Schwäche in diesem Organ durch schweres, träges und benebeltes Denken bemerkbar machen oder es können auch verschiedene Lernstörungen entstehen. Die Milz ist zuständig für das zielgerichtete Denken, bei einer Milz-Schwäche werden die Gedanken ziellos und fahrig. Nur, wenn die Milz stark ist, ist das Denken logisch und die Fähigkeit zur Konzentration gut. In sehr ausgeprägten Fällen der Schwäche kann es zu ständigem Grübeln oder auch Gedankenkreisen kommen – die Erde »steckt fest« und » dreht sich im Kreis«.

Wohlfühl-Tipp

Lernen Sie in ruhiger und entspannter Atmosphäre und planen Sie regelmäßige Pausen ein. Vermeiden Sie während einer längeren Lernphase, ständig zwischendurch zu essen, und versuchen Sie das Verlangen nach Süßigkeiten (die Milz liebt den süßen Geschmack!) zu regulieren, indem Sie z. B. Trockenfrüchte und Nüsse als Zwischenmahlzeit zu sich nehmen.

Übung: Akupressur zur Stärkung der Milzenergie

» Stärkt das Qi der Milz

- Der Punkt Milz 3 liegt an der Innenseite des Fußes, ausgehend vom großen Zeh hinter dem Großzehengrundgelenk.
- Suchen Sie in diesem Bereich nach einer druckempfindlichen, evtl. auch leicht schmerzhaften Stelle.
- Legen Sie Ihre Fingerkuppe auf das Areal und massieren Sie den Punkt mit sanftem Druck ca. 2–3 Minuten mit leicht kreisenden Bewegungen im Uhrzeigersinn.

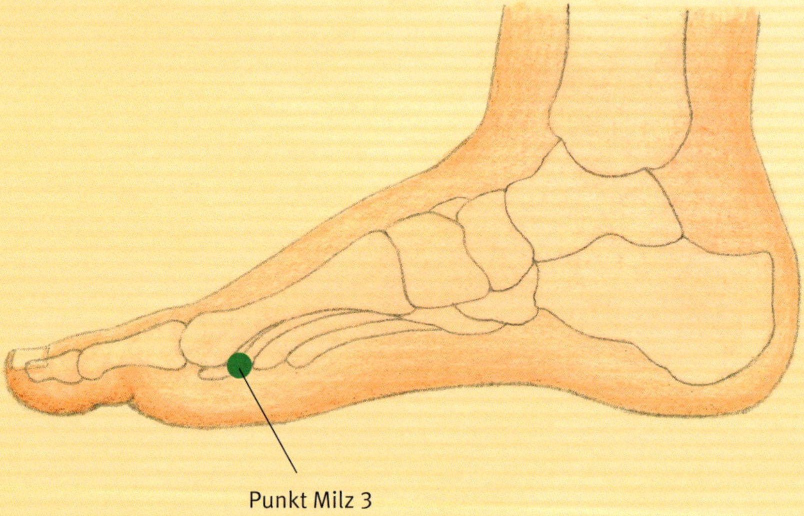

Feuer-Organ Herz: 11:00 bis 13:00 Uhr

Um ca. 12:00 Uhr ist die Zeit des größten Yang erreicht – Zeit fürs Mittagessen. In dieser Zeit wird der Höhepunkt an Aktivität erreicht.

Beispiele für die verschiedenen Aufgaben und Funktionen des Herzens

- Partnerorgan nach den 5 Elementen: Dünndarm
- Partnerorgan nach der Organuhr: Gallenblase
- Das Herz kontrolliert die Blutgefäße
- Das Herz hilft, mit der Welt und den Menschen in Kontakt zu treten

Mögliche Erkrankungen und Symptome des Herzens und des Herz-Meridians:

- Schlafstörungen, Unruhe mit Herzklopfen, Herzrasen
- kalte Hände
- Konzentrationsstörungen, Vergesslichkeit
- vermehrter Achselschweiß
- Sprachstörungen
- Depression, besonders auch bipolare Störungen

Die Verbindung vom Herz zu Dünndarm und Gallenblase

Der Dünndarm ist das Yang-Partner-Organ des Herzens. Der Dünndarm ist der Botschafter des Herzens und ist auch eine Entscheidungsinstanz bei der Fragestellung »Was ist gut für mich, um die Reinheit und Klarheit im System zu bewahren?«.

Die Gallenblase liegt auf der Organuhr gegenüber dem Herzen und hat damit am Mittag zwischen 11:00 und 13:00 Uhr ihre Ruhezeit.

Wohlfühl-Tipp

Verabreden Sie sich zu einem gemeinsamen Mittagessen mit Arbeitskollegen oder Freunden – vermeiden Sie Gespräche über die Arbeit. Nutzen Sie die Zeit, um über allgemeine, unbeschwerte Themen zu sprechen, Freude miteinander zu haben und gemeinsam zu lachen.

Das Herz kontrolliert die Blutgefäße

Nach der Chinesischen Medizin erhält das Blut im Herzen seine rote Farbe und wird dort erwärmt. Wenn das Blut mit Hilfe des Qi gut durch die Gefäße zirkuliert, kann man das an einer guten Durchblutung der Haut erkennen und auch die Eigenschaft des Herzens, den Menschen eine warme Ausstrahlung zu verleihen, wird dadurch wahrnehmbar.

Vor allem kalte Hände können ein Hinweis auf einen Mangel an Energie des Herzens sein.

Ein rosiges, gut durchblutetes Gesicht und wache, offene Augen weisen auf eine gute Energie des Feuers bzw. des Herzens hin.

Ebenso zeigt sich eine gute Herzenergie im Menschen auch in Klarheit und Glanz der Augen und des gesamten Erscheinungsbildes.

Das Herz unterstützt den Kontakt zur Welt

In der Mittagszeit lässt die Aufmerksamkeit langsam nach. Es ist die Zeit für ein ausgewogenes, nicht zu üppiges Mittagessen, um für den Rest des Tages neue Energie zu tanken.

Das Feuer-Element, und damit auch das Herz, steuert unser Bedürfnis, mit anderen Menschen in Kontakt zu treten. Eine gesunde Herzenergie ermöglicht es uns, uns anderen gegenüber zu öffnen, gemeinsam zu lachen und fröhlich zu sein. Wenn das Lachen aus der Tiefe des Herzens kommt, kann es den Menschen nähren und die Seele gesund halten. Aber wenn das Herz verbittert ist, gibt es keine Freude mehr im Leben. Die Sonne erreicht das Herz nicht mehr, es kommt zu Einsamkeit und einem inneren Gefühl der Leere.

Das Herz öffnet sich in der Zunge, sie ermöglicht es uns, mit anderen zu kommunizieren und über die Sprache einen angemessenen Ausdruck zu finden.

Auch Gefühlsregungen, die das Herz wahrnimmt, äußern sich über den sprachlichen Ausdruck, es entsteht dann das Bedürfnis, dass man unbedingt mit jemanden über das Erlebte reden möchte. Dadurch kann sich das Gefühl durch die Verbundenheit mit dem Außen manifestieren.

Wer sein Herz auf der Zunge trägt, neigt zur Redseligkeit und überschüttet andere mit intimen Details aus seinem Leben. Wohingegen angemessen liebevoll gewählte Worte andere in ihrem Herzen erreichen und starke emotionale Nähe erzeugen können.

Wenn die Feuer-Energie jedoch zu stark wird, kann sich das auch pathologisch äußern, indem jemand beispielsweise permanent ohne Unterbrechung redet (sog. Logorrhoe).

Wird die Energie des Herzens dagegen blockiert oder gerät sie in Mangel, können sich auch hier vielfältige Sprachstörungen zeigen. Neben dem Bezug zur Sprache und dem Sprachverständnis vermittelt die Zunge durch ihre Rezeptoren in den Geschmacksknospen die Unterscheidung der Geschmäcker: süß, sauer, salzig und bitter. Hierbei arbeitet das Herz eng mit der Milz zusammen, die für die Wahrnehmung der fünf Geschmacksrichtungen zuständig ist.

Übung: Akupressur zur Beruhigung und Stärkung der Herzenergie

» Beruhigt das Herz, z. B. bei Schlafstörungen, stärkt das Qi des Herzens

- Der Punkt Herz 8 liegt auf der Handinnenfläche, an der Stelle, an der die Spitze des kleinen Fingers auftrifft, wenn Sie Ihre Hand zur Faust machen.

- Suchen Sie in diesem Bereich nach einer druckempfindlichen, evtl. auch leicht schmerzhaften Stelle.

- Legen Sie Ihre Fingerkuppe auf das Areal und massieren Sie den Punkt mit sanftem Druck ca. 2–3 Minuten mit leicht kreisenden Bewegungen im Uhrzeigersinn.

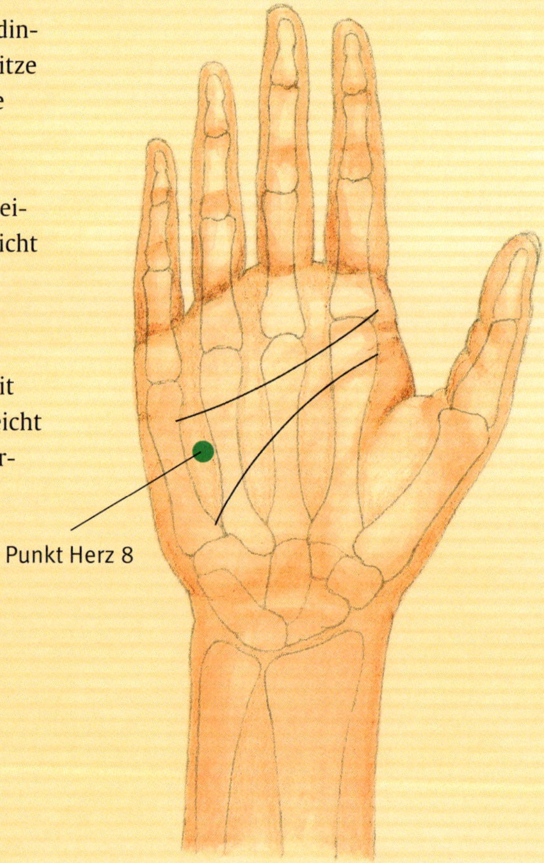

Feuer-Organ Dünndarm: 13:00 bis 15:00 Uhr

Das erste Yin erscheint im Inneren des Yang – Zeit für eine Ruhephase zur Verdauung. Nach dem Mittagessen und der aktiven Phase folgt nun das Bedürfnis nach einer Ruhephase.

Beispiele für die verschiedenen Aufgaben und Funktionen des Dünndarms:

- Partnerorgan nach den 5 Elementen: Herz
- Partnerorgan nach der Organuhr: Leber
- Der Dünndarm braucht Zeit zum Verdauen
- Er trennt Klares von Trübem
- Der Dünndarm unterstützt dabei, Geschmack am Leben zu finden

Mögliche Erkrankungen und Symptome des Dünndarms und des Dünndarm-Meridians:

- Innere Unruhe und Rastlosigkeit, besonders in der Mittagszeit
- kann beim Hören einzelne Stimmen nicht gut filtern
- Aphthen im Mund
- Blähungen, Durchfälle.

Der Dünndarmdarm-Meridian verläuft über das Schulterblatt, dadurch ergibt sich der Bezug beispielsweise zu Schulterschmerzen.

Die Verbindung des Dünndarms zu Herz und Leber

Der Dünndarm ist das Yang-Partner-Organ und der Botschafter des Herzens, wodurch er eine bedeutende Beziehung zum Herzen hat.

Die Leber liegt auf der Organuhr dem Dünndarm gegenüber und hat in der Mittagszeit zwischen 13:00 und 15:00 Uhr ihre Ruhezeit.

Der Dünndarm braucht Zeit zum Verdauen

Die Zeit nach dem Mittagessen ist ideal zum Verarbeiten und Reflektieren der bisher gesammelten Tageseindrücke.

Auch das Mittagessen will »verdaut« werden, der Dünndarm hat jetzt seine Hochphase und kann diese Prozesse nun gut ausführen, während die Leber sich in ihrer Ruhephase befindet, d. h., die Energie der Leber zieht sich zurück, um zu regenerieren.

Beide Organe können ihre Arbeit zu dieser Zeit am besten verrichten, wenn man sich eine Mittagspause, möglichst auch einen kurzen Mittagsschlaf, gönnt. Ein anschließender Spaziergang bringt dann wieder Schwung für den Nachmittag.

Der Dünndarm trennt Klares von Trübem

Der Dünndarm ist sowohl am Prozess der Nahrungstransformation beteiligt als auch auf der geistig–seelischen Ebene dafür verantwortlich, die Informationen, Eindrücke und Erfahrungen zu filtern und zu entscheiden, was für uns wichtig und von Wert ist, was richtig und falsch ist und was ggf. aussortiert werden kann.

Der Dünndarm empfängt die gesamte Fülle, um dann die Umwandlung auf allen Ebenen zu vollziehen bzw. korrekt auszuführen.

Damit wird das Wesentliche und Wertvolle gefiltert – Klares wird von Trübem getrennt. Dies dient dazu, dass unser System »nicht verschmutzt«. Es ist ein Prozess der inneren Veredelung als wichtige Grundlage für Klarheit.

Eine Pathologie des Dünndarms auf der seelisch-geistigen Ebene kann sich dadurch äußern, dass alles schlechtgemacht

Übung: Akupressur zur Stärkung und Harmonisierung der Dünndarmenergie

» Hilft bei Erkrankungen der Ohren

- Der Punkt Dünndarm 19 liegt direkt vor dem »Eingang« des Ohrs.

- Suchen Sie in diesem Bereich nach einer druckempfindlichen, evtl. auch leicht schmerzhaften Stelle.

- Legen Sie Ihre Fingerkuppen jeweils vor dem rechten und linken Ohr auf das Areal und massieren Sie die Punkte mit sanftem Druck ca. 2–3 Minuten mit leicht kreisenden Bewegungen im Uhrzeigersinn.

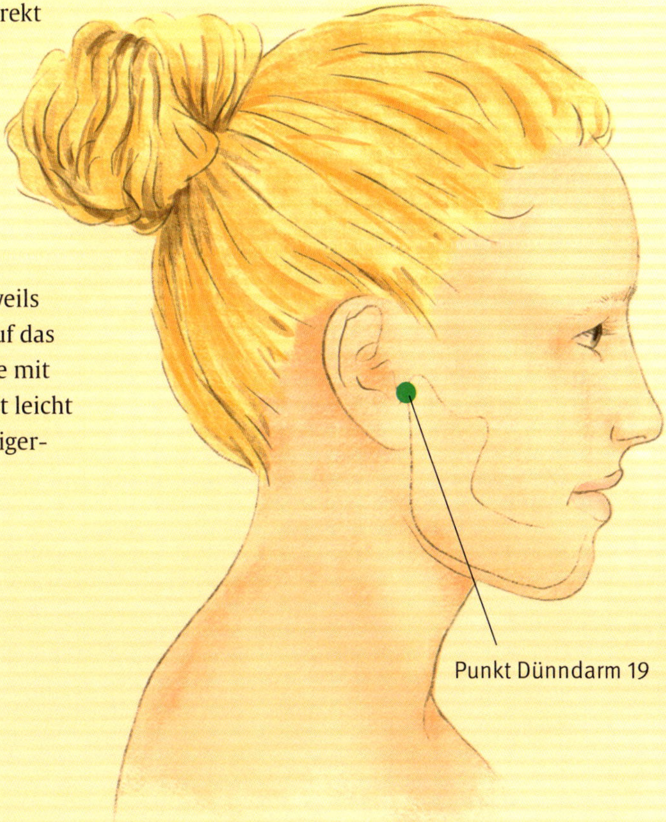

und in den Schmutz gezogen wird. Auf der Ebene des Hörens können die Ohren durch die Funktion des Dünndarms gut aus den vielen Ebenen von Stimmen und Geräuschen filtern, was wir hören wollen bzw. auch sollen. Diese besondere Verbindung zwischen dem Hören und dem Dünndarm wird deutlich über den Akupunktur-Punkt Dünndarm 19, der direkt vor dem Ohr liegt und den Namen »Palast des Hörens« trägt.

Der Dünndarm vermittelt Lebensfreude

Der Dünndarm kontrolliert das Empfangen und Umwandeln. Die Assimilation beginnt schon im Mund mit dem Einspeicheln der Speisen. Bereits hier beginnt seine Arbeit mit der ersten Geschmacksempfindung und der Differenzierung von Außenreizen – (»Was schmeckt mir und was nicht?«). Diese sehr feine Arbeit führt der Dünndarm zusammen mit dem Herzen aus. Die verschiedenen Geschmäcker geben uns wertvolle Impulse, wie Freude und Lust am Essen.

Wohlfühl-Tipp

Folgende Fragen können Sie sich selbst stellen, um Ihrer eigenen Energie des Dünndarms nachzuspüren: Was tut mir gut? Was schadet mir? Wie stehe ich zu meinen Beziehungen z. B. Freundschaften, Liebesbeziehungen? Wie stehe ich zu meiner Arbeit? Habe ich meine »Bestimmung« gefunden – lebe ich »mein« Leben?

Achten Sie darauf, Ihre Mahlzeiten in geselliger Runde zu verbringen, dies nährt das Feuer-Element. Die enge Zusammenarbeit von Herz und Dünndarm unterstützt unsere Entscheidungsprozesse. Bei all der Vielfalt und den Möglichkeiten, aus denen wir im Leben wählen können, ist es von großer Bedeutung, dass wir das Richtige für uns finden. Die Fragen dabei sind: was ist gut für mich, was passt zu mir. Hierfür brauchen wir die Klarheit des Dünndarms, aber auch das Herz – nur so kann die Entscheidung stimmig werden.

Wasser-Organ Blase: 15:00 bis 17:00 Uhr

Das junge Yin beginnt zu wachsen. In dieser Zeitspanne kommt es nochmals zu einem Wiederanstieg der Leistungsfähigkeit.

Beispiele für die verschiedenen Aufgaben und Funktionen der Blase:

- Partnerorgan nach den 5 Elementen: Niere
- Partnerorgan nach der Organuhr: Lunge
- Die Blase reguliert den Flüssigkeitshaushalt
- Sie hilft dabei, dass alles im Fluss ist

Mögliche Erkrankungen und Symptome der Blase und des Blasen-Meridians:

- Häufiger Harndrang, Harnverhalt, Harnträufeln z. B. beim Husten, Blasenentzündung
- Müdigkeit am späten Nachmittag
- Blasenentzündung
- Trüber oder gar blutiger Urin, Brennen beim Wasserlassen
- Inkontinenz

Der Blasen-Meridian beginnt am inneren Augenwinkel und verläuft über den Kopf, den Nacken und Rücken seitlich entlang der Wirbelsäule. Dadurch ergibt sich der Bezug zu Rücken-, Nacken- und Kopfschmerzen oder auch Augenerkrankungen.

Die Verbindung der Blase zu Niere und Lunge

Die Blase ist das Yang-Partner-Organ der Niere, diese beiden Organe regulieren zusammen den Flüssigkeitshaushalt.

Wohlfühl-Tipp

Die Blase braucht Wärme für die Aufgaben der Transformation. Da der Blasen-Meridian an der Außenseite des Fußes bis zum kleinen Zeh verläuft, kann eine leichte Massage der Füße, beispielsweise mit Majoranöl, die Blase gut unterstützen. Da das Majoranöl zudem wärmt und entspannt, können Sie es auch gut am Abend anwenden. Vorsicht: Majoranöl bitte nicht in der Schwangerschaft verwenden, da es stark stimulierend auf die Gebärmutter wirkt!

Die Lunge liegt auf der Organuhr der Blase gegenüber und hat in der Zeit zwischen 15:00 und 17:00 Uhr ihre Ruhezeit.

Die Blase reguliert den Flüssigkeitshaushalt

Die Regulierung des Flüssigkeitshaushaltes im Körper ist eine komplexe Aufgabe, bei der viele Organe eng zusammenarbeiten müssen.

Um ihrer »haltenden« und »ausscheidenden« Funktion gut gerecht zu werden, braucht die Blase Qi und Wärme (Yang) von der Niere. Die Flüssigkeiten werden in der Blase erwärmt und an die anderen Organe entsprechend ihrem Bedarf verteilt. Ein Beispiel dafür wäre die Lunge. Die Blase transformiert Flüssigkeit in reine Substanzen, die sie als Abwehr-Qi in Form eines »feinen Nebels« zur Lunge nach oben schickt. Die Aufgabe der Lunge ist es dann, das Abwehr-Qi zwischen Haut und Muskulatur zu verteilen.

Auch Dünndarm, Magen, Milz und der Dreifach-Erwärmer unterstützen die Blase in ihren Aufgaben. Nachdem alle reinen Substanzen gefiltert, sortiert und entsprechend weitergeleitet wurden, scheidet die Blase über den Harn die unreinen Flüssigkeiten aus. Während die Blase alle Prozesse zur Ausscheidung vorbereitet, arbeitet sie zum Zeitpunkt der Miktion (Entleerung) eng mit der Niere, ihrem Yin-Partner-Organ, zusammen. Die Niere entscheidet über die Menge und den Zeitpunkt der Ausscheidung.

Durch die enge Zusammenarbeit der Organe wird deutlich, dass beispielsweise Wasseransammlungen im Gewebe des Körpers verschiedene Ursachen haben können. Eine häufige Pathologie der Blase ist das Eindringen von äußerer Kälte. Die Blase kann relativ leicht von Kälte befallen werden, was zu einer akuten Blasenentzündung führen kann. Dies kann durch Barfußlaufen oder längeres Sitzen auf kaltem Boden verursacht werden und ist leider vielen von uns bekannt.

Die Blase hält alles im Fluss

Auf der psychischen Ebene bewirkt ein harmonischer Fluss von Energie und Flüssigkeiten innere Ausgeglichenheit. Umgekehrt können Emotionen wie z. B. Angst den ganzen Körper in Anspannung versetzen und damit sowohl einen klaren Gedankenfluss verhindern als auch auf der physischen Ebene zu einer Stagnation des Qi und der Flüssigkeiten führen.

Auf der körperlichen Ebene sorgen ausreichend Flüssigkeiten dafür, dass Funktionen und physiologische Prozesse in einzelnen Organsystemen reibungslos ablaufen können. Die Blase ist dafür zuständig, dass die Menge und Qualität der Flüssigkeiten gut ist. Sie hat die Aufgabe, die »Wasservorräte« im Körper so zu regulieren, dass ein Überschuss abgegeben wird und gleichzeitig kein Mangel entsteht, damit trägt sie eine große Verantwortung für den gesamten Organismus. Sie sorgt dafür, dass alles im Fluss bleibt und nirgendwo eine Überschwemmung oder Trockenheit entsteht. Die Tränenflüssigkeit benetzt die Oberfläche der Augen und nährt und schützt diese. Die Befeuchtung von Hals und Rachen wiederum unterstützt das Sprechen.

Da die Blase auch ein wichtiges Entgiftungsorgan ist, sollten Sie darauf achten, ausreichend zu trinken. Trinken Sie nicht zu viel Kaffee oder Fruchtsäfte sondern besser Wasser und ungesüßten Tee.

Übung: Akupressur zur Unterstützung und Regulierung der Blasenenergie

» Hilft bei Erkrankungen der Augen und befeuchtet diese

- Der Punkt Blase 1 liegt an der inneren Nasenwurzel, etwas oberhalb des inneren Augenwinkels.
- Suchen Sie in diesem Bereich nach einer druckempfindlichen, evtl. auch leicht schmerzhaften Stelle.
- Legen Sie Ihre Fingerkuppen jeweils am rechten und linken Auge auf das Areal und massieren Sie die Punkte mit sanftem Druck ca. 2–3 Minuten mit leicht kreisenden Bewegungen im Uhrzeigersinn.

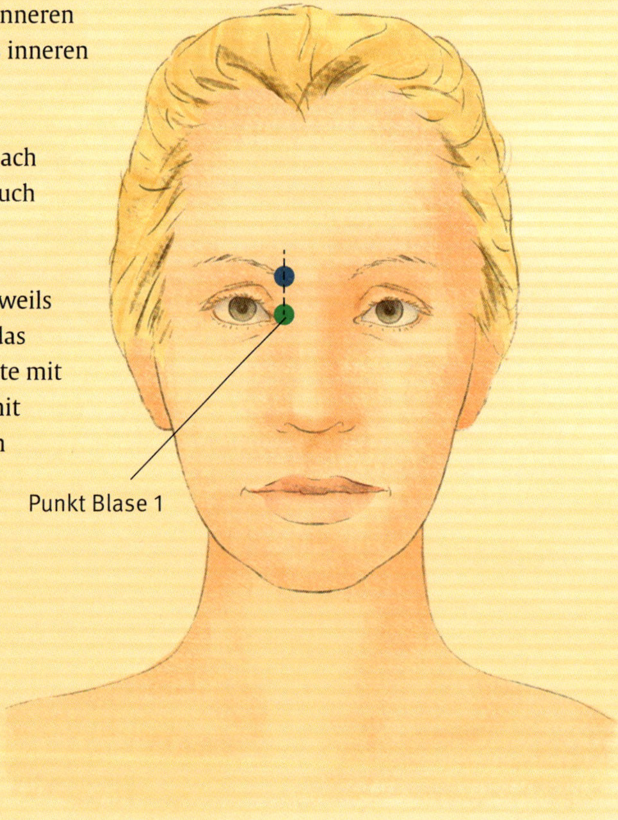

Wasser-Organ Niere: 17:00 bis 19:00 Uhr

Um ca. 18:00 Uhr ist die Zeit des jungen Yin erreicht. Ab ca. 18:00 Uhr lässt die Aktivität im Außen merklich nach. Es ist die Zeit für den »Feierabend« und das Abendessen.

Beispiele für die verschiedenen Aufgaben und Funktionen der Niere:

- Partnerorgan nach den 5 Elementen: Blase
- Partnerorgan nach der Organuhr: Dickdarm
- Die Niere hat einen wichtigen Bezug zur Speicherung, Aufnahme und Abgabe des Qi
- Sie ist die Wurzel der angeborenen Konstitution
- Die Niere unterstützt die innere Stärke

Mögliche Erkrankungen und Symptome der Nieren und des Nieren-Meridians:

- Hitzegefühle, vor allem in der Nacht
- Schlafstörungen, Erschöpfung, dunkle Augenringe
- Blasenschwäche
- Libidoverlust, Fertilitätsstörungen – unerfüllter Kinderwunsch
- Rücken- und Knieschmerzen
- Asthma und Husten
- Schwindel-, Konzentrationsstörungen
- verschiedene neurologische Erkrankungen
- Angststörungen, Depression

Verbindung der Niere zu Blase und Dickdarm

Die Niere ist das Yin-Partner-Organ der Blase, diese beiden Organe regulieren zusammen den Flüssigkeitshaushalt.

Der Dickdarm hat in der Zeit zwischen 17:00 und 19:00 Uhr seine Ruhephase. Sie sollten darauf achten, dass Sie am Abend nicht zu üppig essen, die Energien von Magen und Dickdarm sind zu dieser Zeit nicht besonders ausgeprägt. Eine warme Suppe beispielsweise ist jetzt sehr bekömmlich.

Wohlfühl-Tipp

Nutzen Sie die ruhiger werdende Zeit am frühen Abend zum Nachdenken oder einfach zum »Nichtstun« und Entspannen. Es ist auch eine gute Zeit, um Ihren eigenen Interessen und Hobbys nachzugehen.

Die Aufgaben der Niere in Bezug auf das Qi

Die Energien des Menschen befinden sich in einer ständigen Zirkulation, das Qi fließt durch die Meridiane und damit auch in alle »Richtungen«. Solange alles im Fluss ist, fühlen wir uns gesund. Krankheit entsteht erst dann, wenn es zu einer Blockade dieser Energien kommt

Eine der Aufgaben der Niere in diesem komplex gesteuerten System von Zirkulation, Speicherung und Versorgung ist es, kraftvolle Energie – Essenz, die sie zuvor gespeichert hat – nach oben zu bringen. Hierbei arbeitet sie eng mit der Lunge zusammen, indem sie das Qi der Atmung von der Lunge empfängt.

Auf der emotionalen Ebene unterstützt die Niere die Fähigkeit, eine innere Verbindung zur Umwelt herzustellen. Durch ein gesundes Nieren-Qi findet der Mensch Zugang zu seiner Bestimmung oder kann seinen eigenen Zielen näherkommen. Dies geschieht auf eine ruhige Art, da sich diese Prozesse unter der Oberfläche abspielen. Ted Kaptchuck definiert es in seinem Buch »Das Große Buch der Chinesischen Medizin« als »nicht willentlichen Willen«.

Die Niere ist die Wurzel der angeborenen Konstitution

In der Chinesischen Medizin wird die angeborene oder erbliche Konstitution als Jing – Essenz – bezeichnet. Es ist die Energie, die wir bei unserer Zeugung und Geburt von unseren Eltern mitbekommen haben und die in den Nieren gespeichert wird.

Dieses Potential kann nicht grundlegend verändert werden, aber es gibt einige Empfehlungen zur Lebensführung, die das Jing schützen bzw. bewahren können:

- Gesunde und ausgewogene Ernährung
- Regelmäßige Bewegung – auch Tai Chi oder Qi Gong
- Ausgewogenes Verhältnis zwischen Arbeit und Ruhephasen

Ein gesunder Lebenswandel kann die Erhaltung dieser essentiellen Lebensenergie gut unterstützten, eine grundlegende Auffüllung dieser Energie ist allerdings nicht möglich.

Während durch die Bewegung des Qi oft schnelle Veränderungen im Körper stattfinden, hat das Jing mehr Einfluss auf die langsam ablaufenden Prozesse im Körper. Es bestimmt die verschiedenen Zyklen wie Wachstum, sexuelle Entwicklung und Reproduktion (die Fertilität bzw. Fruchtbarkeit, Empfängnis und Schwangerschaft).

Eine ausgewogene und ausreichende Nierenfunktion ist die Grundlage für Energie und Stärke und stellt damit sicher, dass alle tiefgehenden Prozesse gut ablaufen können.

Die Niere unterstützt die Innere Stärke

Die eigene Stärke ist eine innere Haltung und basiert auf der Summe aller gemachten und verarbeiteten Erfahrungen im Laufe eines Lebens. Die Energie des Elementes Wasser unterstützt uns dabei, mit Aufrichtigkeit und Geradlinigkeit die eigenen Fähigkeiten und Potentiale zu entwickeln und daran zu wachsen.

Eine Schwächung der Nieren-Energie kann zu Antriebsmangel, Mangel an Motivation oder auch einer Schwächung des Willens führen, wodurch die eigenen Ziele dann nicht verfolgt und erreicht werden können.

Übung: Akupressur zur Stärkung der Nierenenergie

» Stärkt die Niere

- Der Punkt Niere 3 liegt in einer Vertiefung zwischen der höchsten Erhebung des inneren Knöchels und der Achillessehne.
- Suchen Sie in diesem Bereich nach einer druckempfindlichen, evtl. auch leicht schmerzhaften Stelle.
- Legen Sie Ihre Fingerkuppe auf das Areal und massieren Sie den Punkt mit sanftem Druck ca. 2–3 Minuten mit leicht kreisenden Bewegungen im Uhrzeigersinn.

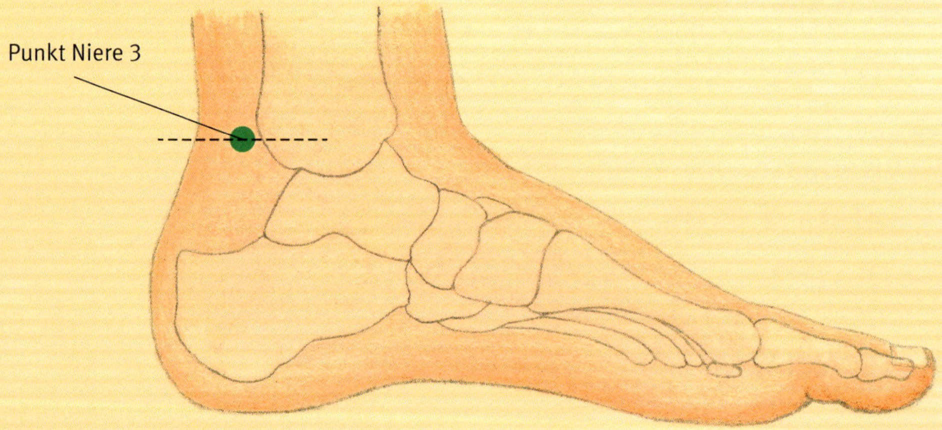

Feuer-Organ Perikard: 19:00 bis 21:00 Uhr

In der Zeit des jungen Yin – den Tag ausklingen lassen. Es ist eine gute Zeit, um Freunde zu treffen, für nettes und geselliges Beisammensein.

Beispiele für die verschiedenen Aufgaben und Funktionen des Perikards:

- Partnerorgan nach den 5 Elementen: Dreifach-Erwärmer
- Partnerorgan nach der Organuhr: Magen
- Das Perikard ist der Beschützer des Herzens
- Es vermittelt uns Freude und Lust am Leben

Mögliche Erkrankungen und Symptome des Perikards und des Perikard-Meridians:

- Magenschmerzen bei Stress, Verdauungsstörungen
- schnelles Erröten
- innere Unruhe und Anspannung
- Kreislaufbeschwerden, Bluthochdruck
- Depression

Der Perikard-Meridian verläuft über die Innenseite des Unterarms, dadurch ergibt sich der Bezug beispielsweise zu einem Karpaltunnelsyndrom und Sehnenscheidenentzündungen.

Verbindung Perikard zu Dreifach-Erwärmer und Magen

Das Perikard ist das Yin-Partner-Organ des Dreifach-Erwärmers, diese beiden Organe unterstützen zusammen mit dem Dünndarm das Herz.

Der Magen hat in der Zeit zwischen 19:00 und 21:00 Uhr seine Ruhephase, die Verdauungsenergie läuft jetzt auf niedrigen Touren, deshalb sollte der Magen jetzt nicht mit der Aufnahme von Nahrung »belastet« werden.

Das Perikard ist der Beschützer des Herzens

In der Chinesischen Medizin werden dem Perikard selbst keine eigenen Pathologien zugeordnet. Das Perikard – der Herzbeutel – umhüllt und schützt das Herz. Die Aufgabe des Perikards entspricht dem eines Privatsekretärs. Die Entscheidung, was zum »Herz-Kaiser« durchdringen darf, wird vom Perikard reguliert und bestimmt. Es muss dabei die Bedeutung des Anliegens richtig einschätzen, um zu verhindern, dass schädliche Botschaften das Herz in Aufruhr versetzen.

Die Energie des Perikards ermöglicht es, Gefühle angemessen nach außen zu zeigen und gleichzeitig auch die Wünsche von außen im Inneren gut zu verarbeiten. Ist das Perikard stark und ausgeglichen, sind Körper und Seele stimmig und im Einklang und wir können unseren Emotionen freien Lauf lassen.

Ein bedeutender Akupunktur-Punkt, der diese wichtige Funktion zur Unterscheidung, ob etwas nach innen zum Herzen vorgelassen oder dies unterbunden werden soll, unterstützt und reguliert, ist Perikard 6, der den Namen »Inneres Passtor« trägt.

Das Perikard vermittelt uns Freude und Lust am Leben

Wenn das Herz durch das Perikard gut geschützt ist, können Freude und Vergnügen aufkommen. Der frühe Abend ist eine gute Zeit, um Freunde zu treffen und in geselliger Runde mit anderen Menschen in Kontakt zu sein.

Das Perikard reguliert, je nach Situation, in angemessener Weise, wie weit wir uns anderen Menschen gegenüber öffnen, ob wir z. B. enge Freunde treffen oder ein

Übung: Akupressur zur Stärkung der Perikardenergie

» Unterstützt das Perikard

- Der Punkt Perikard 8 liegt auf der Handinnenfläche, an der Stelle, an der sich die Fingerspitze Ihres Mittelfingers befindet, wenn Sie eine Faust machen.

- Suchen Sie in diesem Bereich nach einer druckempfindlichen, evtl. auch leicht schmerzhaften Stelle.

- Legen Sie Ihre Fingerkuppe auf das Areal und massieren Sie den Punkt mit sanftem Druck ca. 2–3 Minuten mit leicht kreisenden Bewegungen im Uhrzeigersinn.

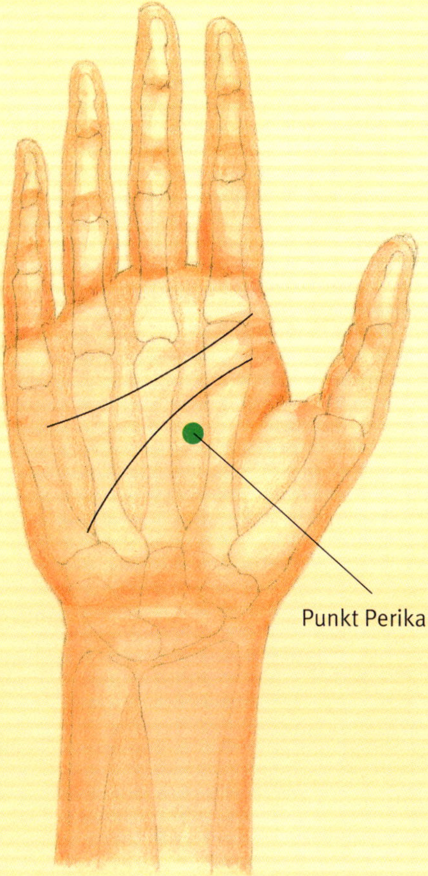

geschäftliches Gespräch führen. Eine geschwächte Perikard-Funktion kann sich durch fehlendes Gespür für den jeweiligen Gesprächsrahmen zeigen. Oder aber wir reagieren auf Äußerungen von anderen sehr empfindlich und verletzt, obwohl es dafür keinen wirklichen Anlass gibt.

Ist jemand zu verschlossen, ist die Möglichkeit, Beziehungen und Bindungen zu anderen Menschen aufzubauen, eingeschränkt. Es fehlt die notwendige Öffnung, um Liebe und Wärme, die einem von anderen entgegengebracht werden, zu spüren bzw. diese annehmen zu können. Daraus kann eine abwehrende Haltung entstehen, was es wiederum schwer macht, mit anderen in einen guten und nährenden Kontakt zu kommen.

Im Buch »Der Gelbe Kaiser« wird deutlich darauf hingewiesen, dass das Perikard nicht nur als der Beschützer des Herzens seine Aufgabe hat, sondern auch das Herz direkt erreichen kann. Es heißt dort: Der Herzbeutel – das Perikard – ist wie der Hofnarr, der den König zum Lachen bringt, denn er weckt die Freude.

Akupressur bei Reiseübelkeit

Für dieses Leiden gibt es spezielle Armbänder, die man u. a. in der Apotheke kaufen kann. Die härtere Stelle des Armbandes übt Druck auf den Punkt Perikard 6 aus, dadurch wird die Übelkeit gelindert (s. auch Übung »Akupressur zur Beruhigung des Magens«, S. 103).

Der Herzbeschützer sorgt auch dafür, dass wir uns verlieben können, und ermöglicht nach sorgfältiger Prüfung die Überleitung dieser Emotion zum Herzen – erst dann kann sich eine tiefe Liebe zwischen zwei Menschen entwickeln. Wir alle kennen das Gefühl, verliebt zu sein – man hat Schmetterlinge im Bauch: Es ist eine sehr aufregende Zeit, während sich die Liebe, die sich erst im Herzen selbst entfalten kann, meist ruhiger und unaufgeregter zeigt.

Feuer-Organ Dreifach-Erwärmer: 21:00 bis 23:00 Uhr

Das Yin wächst weiter an, es ist Zeit für innere Ruhe und Zeit, mit sich selbst in Kontakt zu sein, der Schlaf »bereitet« sich vor.

Beispiele für die verschiedenen Aufgaben und Funktionen des Dreifach-Erwärmers:

- Partnerorgan nach den 5 Elementen: Perikard
- Partnerorgan nach der Organuhr: Milz
- Der Dreifach-Erwärmer koordiniert alle energetischen Prozesse im Körper
- Er ist zuständig für Balance und Harmonie

Mögliche Erkrankungen und Symptome des Dreifach-Erwärmers und des Dreifach-Erwärmer-Meridians:

- Störungen im Wärmehaushalt, z. B. ein kalter Bauch oder kalte Füße
- fieberhafte Erkrankungen
- Einschlafstörungen
- Verdauungsbeschwerden
- Obstipation
- Arthrose
- Ödeme
- niedriger Blutdruck oder schwankende Blutdruckwerte

Der Dreifach-Meridian verläuft von der Hand über den äußeren Unterarm und die Schulter nach oben bis zum Kopf und zieht um das Ohr herum. Daraus ergibt sich der Bezug beispielsweise zu Schmerzen an den Händen, Armen oder der Schulter, und Schmerzen oder Entzündungen der Ohren.

Verbindung Dreifach-Erwärmer zu Perikard und Milz

Der Dreifach-Erwärmer ist das Yang-Partner-Organ des Perikards, diese beiden Organe unterstützen zusammen mit dem Dünndarm das Herz.

Die Milz hat in der Zeit zwischen 21:00 und 23:00 Uhr ihre Ruhephase. Sie sollten es deshalb vermeiden, zu dieser Zeit noch anregende oder fordernde Aufgaben zu erledigen. Es ist eine Zeit der »Sammlung« und des Ruhigerwerdens in Vorbereitung auf die Nachtruhe. Jetzt zeigt sich auch, ob alles Aufgenommene und alle Eindrücke des Tages gut verarbeitet werden konnten. Einschlafstörungen, speziell in Verbindung mit Grübeln, weisen auf eine Schwäche der Mitte und damit der Milz hin.

Der Dreifach-Erwärmer hat vielfältige Aufgaben

Der Dreifach-Erwärmer hat nur Funktion, er ist kein Organ. Er reguliert den Flüssigkeitshaushalt, das Temperaturempfinden und hat Einfluss auf unser Immunsystem. Er koordiniert zusammen mit den anderen Organen die Prozesse von Aufnahme, Verdauung und Ausscheidung und reguliert so den energetischen Austausch mit der Außenwelt.

Wohlfühl-Tipp

Wenn Sie unter Einschlafstörungen leiden, nehmen Sie am Abend ein warmes Bad mit Heilerde. Alternativ oder auch wenn Sie zusätzlich unter Verdauungsstörungen leiden, können Sie die Heilerde in Wasser aufgelöst trinken. Versuchen Sie zudem immer zur gleichen Zeit ins Bett zu gehen, finden Sie Ihren eigenen Rhythmus. Gehen Sie möglichst vor Mitternacht ins Bett, der Schlaf ist dann sehr erholsam und nährend.

Übung: Akupressur zur Regulierung der Energie des Dreifach-Erwärmers

» Reguliert das Qi des Dreifach-Erwärmers

- Der Punkt Dreifach-Erwärmer 6 liegt auf der Außenseite des Unterarms. Sie können Ihren Daumen auf die Handgelenksfalte legen und drei Daumenbreiten in Richtung Ellenbogen abmessen.

- Suchen Sie in diesem Bereich nach einer druckempfindlichen, evtl. auch leicht schmerzhaften Stelle.

- Legen Sie Ihre Fingerkuppe auf das Areal und halten Sie den Punkt ca. 3–4 Minuten, indem Sie etwas Druck ausüben.

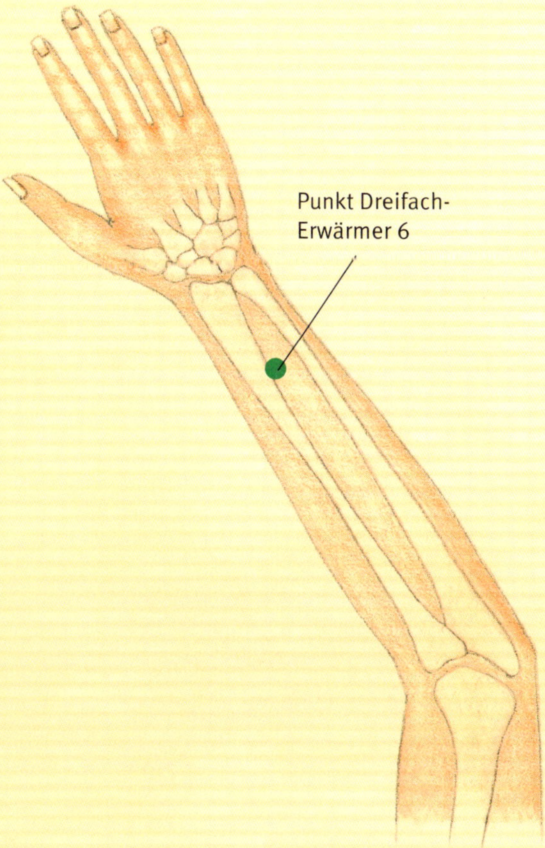

Durch seine Verbindung zur Yang-Energie und damit zum Wei Qi – der Abwehrenergie – hat er eine Schutzfunktion gegen krankmachende äußere Faktoren.

Aufgrund der Zugehörigkeit des Dreifach-Erwämers zum Element Feuer können viele Akupunkturpunkte des Meridians bei fieberhaften Erkrankungen zur Behandlung eingesetzt werden.

Der Dreifach-Erwärmer bezieht sich im Körper auf

- den oberen Erwärmer, den Brustkorb, hier befinden sich das Herz und die Lunge.
- den mittleren Erwärmer, vom Brustkorb bis zum Bereich des Bauchnabels, hier befinden sich Milz, Magen, Leber und Gallenblase.
- den unteren Erwärmer, vom Bereich des Bauchnabels bis zur Symphyse, hier befinden sich Darm, Niere und Blase.

Über die Beziehungen zu den Organen und deren Aufgaben bringt der Dreifach-Erwärmer Körper, Geist und Seele in Harmonie und Einklang.

Ein bedeutender Akupunktur-Punkt, der diese wichtige Funktion, den Kontakt zur Außenwelt herzustellen oder zu unterbinden, unterstützt und reguliert, ist der Punkt Dreifach-Erwärmer 5, der den Namen »Äußeres Passtor« trägt. Im sozialen Kontakt bestimmt der Dreifach-Erwärmer unsere Fähigkeit, gut mit anderen in Kontakt zu kommen, z. B. beim »Small Talk«. Sich in größeren Gruppen wohl zu fühlen, ist ein Zeichen für dessen gute Energie.

Der Dreifach-Erwärmer ist zuständig für die Balance

Wenn die Energie des Dreifach-Erwärmers stark ist, kann man gut alleine sein, hat keine Angst vor Stille und Ruhe und fühlt sich mit allem verbunden. Dies ist eine wichtige Grundlage für gute Beziehungen mit anderen Menschen. Auch auf der körperlichen Ebene sorgt der Dreifach-Erwärmer für Balance, indem er über die Umwandlung und den Transport von Flüssigkeiten im Körper regiert.

In den späten Abendstunden sollte auch der Geist langsam zur Ruhe kommen und sich nicht mehr mit belastenden Gedanken beschäftigen – damit kann sich das ausgeglichene Gefühl für eine angenehme Nachtruhe gut einstellen.

Holz-Organ Gallenblase: 23:00 bis 1:00 Uhr

Um ca. 0:00 Uhr ist die Zeit des größten Yin erreicht – Zeit zum Schlafen

Beispiele für die verschiedenen Aufgaben und Funktionen der Gallenblase:

- Partnerorgan nach den 5 Elementen: Leber
- Partnerorgan nach der Organuhr: Herz
- Die Gallenblase ist der Taktgeber in Bezug auf das Zusammenspiel sämtlicher Funktionen des Menschen
- Sie gibt Impulse und setzt Bewegung in Gang

Mögliche Erkrankungen und Symptome der Gallenblase und des Gallenblasen-Meridians:

- Schlafstörungen
- Störungen in der Fettverdauung
- Gallensteine, Gallenblasenentzündung
- Völlegefühl und Druck im Oberbauch besonders nach einer fettreichen Mahlzeit
- Tinnitus
- Schwindel

Der Gallenblasen-Meridian verläuft um die Hüfte, seitlich am Rumpf entlang nach oben, zieht dann über den Nacken und den seitlichen Kopf bis zum Ohr, dadurch ergibt sich der Bezug zu Hüftgelenksbeschwerden, Nackenschmerzen oder auch Kopfschmerzen und Migräne.

Verbindung der Gallenblase zu Leber und Herz

Die Gallenblase ist das Yang-Partner-Organ der Leber, beide arbeiten eng zusammen, Planung und Entscheidung gehen von ihnen aus.

Das Herz hat in der Zeit zwischen 23:00 und 1:00 Uhr seine Ruhephase, es ist die Zeit der Ruhe und Entspannung – die ideale Schlafenszeit.

Die Gallenblase ist der Taktgeber

Die Gallenblase reguliert und unterstützt über die enge Zusammenarbeit mit vielen Organen die Abläufe verschiedener Prozesse im Körper. Beispielsweise ist die Leber in ihrer Stellung als »General« auf die enge Zusammenarbeit mit der Gallenblase angewiesen, da sie über die korrekte Durchführung der gemachten Pläne entscheidet. Auch der Dünndarm braucht für seine Aufgabe, das Trübe vom Klaren zu trennen, die Entscheidungshilfe der Gallenblase.

Ein besonderes Beispiel ist die Geburt eines Kindes. Jede Phase der Schwangerschaft wird durch die einzelnen Organe und ihre vielfältigen Aufgaben gut begleitet und unterstützt, es braucht dann aber einen »Taktgeber«, der entscheidet, wann der richtige Zeitpunkt für die Geburt ist. Die Gallenblase gibt diesen wichtigen Impuls und setzt das lange geplante und gut vorbereitete »Vorhaben« durch klare »Richtungsweisung« mit Mut, Kraft und Entschlossenheit um.

Die Gallenblase gibt Impulse für Veränderung

Die Gallenblase ist wie eine richterliche Instanz, die uns sagt, wo es langgeht. Dafür braucht es ein gutes Urteilsvermögen. Sie sorgt dafür, dass unsere Lebensimpulse und Handlungen im Einklang mit unseren Überzeugungen stehen.

Um Entscheidungen, manchmal auch schwierige, zu treffen, braucht es Mut und Tapferkeit. Beides geht von der Gallenblase aus, sie arbeitet hier eng mit der Leber zusammen – die Leber plant und die Gallenblase entscheidet.

Ist die Energie der Gallenblase geschwächt, kann es zu Verwirrung, Ängstlichkeit und Unentschlossenheit kommen. Selbst kleinste, einfache Entscheidungen können dann nicht mehr getroffen werden. Gerade dann ist es für einige Menschen »verlockend«, sich durch Alkohol Mut anzutrinken, um schwierige oder belastende Situationen einfacher angehen oder durchstehen zu können. Dies ist trügerisch, da der Alkohol nicht wirklich Kraft und Stärke gibt und immer die Gefahr besteht, in eine Alkoholsucht abzugleiten.

Übung: Akupressur zur Regulierung der Gallenblasenenergie

» Reguliert das Qi

- Der Punkt Gallenblase 40 liegt an der Außenseite des Fußes, etwas unterhalb des Knöchels.
- Suchen Sie in diesem Bereich nach einer druckempfindlichen, evtl. auch leicht schmerzhaften Stelle.
- Legen Sie ihre Fingerkuppe auf das Areal und halten Sie den Punkt ca. 3–4 Minuten, indem Sie etwas Druck ausüben.

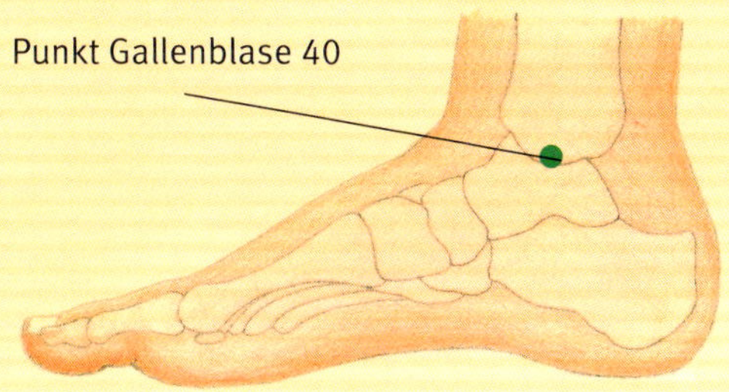

Übung: Meridian-Massage

» Öffnet und reguliert den Gallenblasen-Meridian und löst Blockaden des Qi

- Ballen Sie Ihre Hände zur Faust und klopfen Sie beidseits im Bereich des Punktes Gallenblase 30, an den Außenseiten des Beines, entlang des Meridianverlaufs nach unten kräftig mit der Faust auf die Haut. Gehen Sie dabei bis zu den Knien im Bereich des Punktes Gallenblase 34.

- Danach führen Sie diese Übung in die entgegensetzer Richtung durch.

- Wiederholen Sie dies 4-mal. Sie können dabei etwas locker in die Knie gehen.

- Diese Übung sollten Sie 3-mal täglich durchführen.

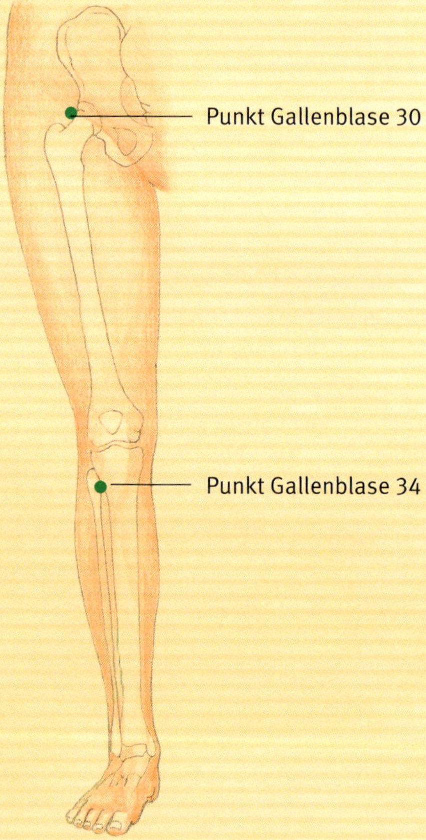

Holz-Organ Leber: 1:00 bis 3:00 Uhr

Das erste Yang erscheint im Innern des Yin – die Nachtruhe

Beispiele für die verschiedenen Aufgaben und Funktionen der Leber:

- Partnerorgan nach den 5 Elementen: Gallenblase
- Partnerorgan nach der Organuhr: Dünndarm
- Die Leber sichert den freien Fluss des Qi
- Sie speichert das Blut
- Die Leber unterstützt Strategie und Planung

Mögliche Erkrankungen und Symptome der Leber und des Leber-Meridians:

- Schlafstörungen, besonders Aufwachen in der Zeit zwischen 1:00 und 3:00 Uhr
- Druckgefühl bis hin zu krampfartigen Schmerzen im Oberbauch
- Kopfschmerzen, Migräne, Schwindel
- Tremor der Hände
- Tinnitus
- Bluthochdruck
- Sehnenscheidenentzündungen
- Menstruationsbeschwerden
- Augenerkrankungen
- kalte Hände und Füße
- innere Anspannung und Unruhe
- Gereiztheit

Der Leber-Meridian verläuft über den Fußrücken entlang der Innenseite der Beine über den Bauch nach oben zum Kopf. Daraus ergibt sich der Bezug beispielsweise zu Krämpfen in den Beinen oder Kopfschmerzen.

Verbindung der Leber zu Gallenblase und Dünndarm

Die Leber ist das Yin-Partner-Organ der Gallenblase, diese arbeiten eng zusammen, Planung und Entscheidung gehen von ihnen aus.

Bei einem Ungleichgewicht der Leber-Energie kann es leicht zu Schlafstörungen kommen, dies äußert sich durch Aufwachen in der »Leber-Zeit«, oft verbunden mit innerer Unruhe oder Anspannung.

Der Dünndarm hat in der Zeit zwischen 1:00 und 3:00 Uhr seine Ruhephase, die Konzentrations- und Leistungsfähigkeit ist jetzt besonders niedrig.

Die Leber sichert den freien Fluss des Qi

Die Leber sorgt dafür, dass das Qi in den Meridianen in alle Richtungen verteilt wird, dadurch hat die Leber einen engen Kontakt zu allen Organen und das Qi kann so im gesamten Organismus verteilt werden. Durch einen gleichmäßigen Fluss des Qi werden die anderen Organe in ihren Aufgaben gut unterstützt, auch die Emotionen sind im Fluss und so entsteht ein ausgeglichenes und stabiles Gefühlsleben.

Da die Leber-Energie aber dazu neigt, zu »stagnieren«, und dann das Qi nicht mehr angemessen verteilt werden kann, können hier schnell Symptome und Erkrankungen auf vielen Ebenen entstehen, beispielsweise prämenstruelle Symptome wie Brustspannen oder Stimmungsschwankungen, Kopfschmerzen oder auch Schmerzen und Druckgefühl unter den Rippenbögen.

Die Blockierung des Leber-Qi, z. B. durch langanhaltenden Stress, kann unter anderem zu innerer Anspannung und Gereiztheit führen. Dann wird oft das Verlangen nach »Süßem«, vor allem Schokolade, sehr stark – der süße Geschmack der Schokolade kann das Qi der Leber zumindest kurzfristig entspannen.

Es gibt aber auch »gesündere« Möglichkeiten, das Qi der Leber wieder zum Fließen zu bringen: Kommen Sie in Bewegung! Sport ist eine gute Möglichkeit, die Leber und damit den ungehinderten Fluss des Qi zu unterstützen. Nach der Bewegung kommt es zu einer wohltuenden Entspannung, der Kopf ist frei und neue Kraft wieder spürbar.

Wohlfühl-Tipp

Nähren Sie Ihr Blut! Die Ursache des Mangels liegt meist in einer »schwachen Mitte« – stärken Sie Ihre Milz! Die klassische Hühnerbrühe ist das optimale Mittel, um »Saft und Kraft« zu erzeugen. Für Vegetarier eignet sich eine Gemüsebrühe, Sie können getrocknete rote Datteln dazugeben, um den stärkenden und aufbauenden Aspekt zu betonen.

Die Leber speichert das Blut

Das Blut stellt eine wichtige Grundlage für viele physiologische Prozesse im Körper dar, es wird von der Leber gespeichert und dann entsprechend verteilt, um seine nährende Aufgabe zu erfüllen. Auch hier arbeitet die Leber eng mit anderen Organen, wie z. B. der Milz, zusammen, die bei der Blutbildung eine wichtige Rolle spielt.

Die nährenden Aspekte des Blutes sind vielfältig; besteht ein Mangel an Blut, können beispielsweise die Augen oder die Sehnen nicht mehr gut genährt werden und es kommt hier zu Erkrankungen.

Die Leber hat auch einen großen Einfluss auf den Menstruationszyklus und die Menstruationsblutung. Bei einem Mangel an Blut wird die monatliche Blutung schwächer, der Zyklus verlängert sich, dies kann in schweren Fällen zur Amenorrhoe, zum Ausbleiben der Menstruation, führen.

Übung zur Entspannung

» Unterstützt und reguliert das Leber-Qi

- Legen Sie beide Hände auf Ihre Schultern, üben Sie dann mit Ihren Fingern auf den Stellen im Bereich der Muskulatur festen Druck aus, jeweils dreimal auf jeder Seite.

- Diese Übung können Sie auch gut im Frühling am Morgen durchführen, um die Energie des Holzes zu unterstützen.

Die Leber unterstützt Strategie und Planung

Die Leber hat das Amt des »Generals«. Die Aufgabe der Leber ist es, den Überblick zu behalten, dazu ist eine richtige Einschätzung der Umstände und eine gute Strategie notwendig. Nur so können vorausschauende, kraftvolle Pläne entwickelt werden. Hierzu ist auch ein gutes Gespür erforderlich, die eigenen Kräfte gut einzuschätzen um angemessen und flexibel auf verschiedene Situationen zu reagieren.

Wenn es hier zu Ungleichgewichten der Leber-Energie kommt, kann sich dies z. B. durch rücksichtsloses Verhalten anderen gegenüber zeigen oder »jemand will mit dem Kopf durch die Wand«. Ist die Leber-Energie geschwächt, fehlen oft kraftgebende Impulse und Visionen im Leben, neue Pläne können nicht wachsen und umgesetzt werden. Bei der Umsetzung der Pläne ist die Leber auf die Energie der Gallenblase angewiesen, die letztendlich die Entscheidungen über alle Pläne trifft.

Übung: Akupressur zur Regulierung der Leberenergie

» Stärkt das Qi der Leber, reguliert das Qi der Leber

- Der Punkt Leber 3 liegt auf dem Fußrücken, in einer Vertiefung zwischen den beiden Knochen. Streichen Sie mit Ihrem Finger zwischen der Großzehe und dem zweiten Zeh in Richtung Knöchel entlang.

- Suchen Sie in diesem Bereich nach einer druckempfindlichen, evtl. auch leicht schmerzhaften Stelle.

- Legen Sie Ihre Fingerkuppe auf das Areal und massieren Sie den Punkt mit sanftem Druck ca. 2–3 Minuten mit leicht kreisenden Bewegungen im Uhrzeigersinn.

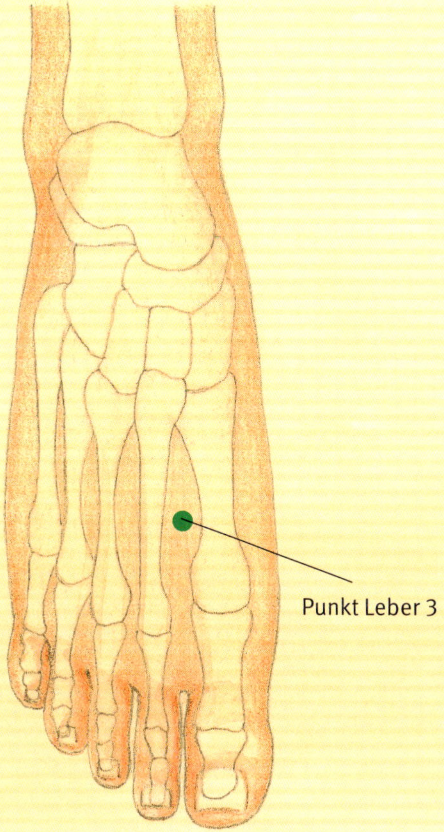

Übersicht zu den Assoziationen der 5 Elemente

	Holz	Feuer	Erde	Metall	Wasser
Jahreszeit	Frühling	Sommer	Spätsommer	Herbst	Winter
Farbe	Grün	Rot	Gelb	Weiß	Schwarz
Klima	Wind	Hitze	Feuchtigkeit	Trockenheit	Kälte
Yin-Organ	Leber	Herz/ Perikard	Milz	Lunge	Niere
Yang-Organ	Gallenblase	Dünndarm/ Dreifach-Erwärmer	Magen	Dickdarm	Blase
Geschmack	Sauer	Bitter	Süß	Scharf	Salzig
Emotion	Wut/Ärger	Freude	Mitgefühl/ Denken	Trauer	Angst
Thema	Selbstbehauptung	Selbstbewusstsein	Selbstzufriedenheit	Selbstwert	Selbstvertrauen
Stimme	Schreien	Lachen	Singen	Weinen	Stöhnen
Körperl. Manifestation	Muskeln, Sehnen, Nägel, Augen	Gesicht, Zunge, Gefäße	Fleisch, Bindegewebe, Mund, Lippen	Nase, Haut, Körperhaare	Ohren, Knochen, Knochenmark, Kopfhaar
Entwicklung	Geburt	Wachstum	Transformation	Ernte	Vorrat

Service

Literatur

Dianne M. Connelly: **Traditionelle Akupunktur**. Das Gesetz der Fünf Elemente, Anna-Christa Endrich Verlag 1994.

Jason Elias/Katherine Ketcham: **Selbstheilung mit den Fünf Elementen**, O.W. Barth Verlag 2001.

Rosemarie Heyny: **5 Wandlungsphasen**, TCM eCampus 2015.

Ted J. Kaptchuk: **Das große Buch der Chinesischen Medizin**, O.W. Barth Verlag 1998.

Christine Li/Ulja Krautwald: **Der Weg der Kaiserin**, Scherz Verlag 2002.

Udo Lorenzen/Andreas Noll: **Die Wandlungsphasen der traditionellen chinesischen Medizin Band 1 Holz**, Müller & Steinicke München 199.

Udo Lorenzen/Andreas Noll: **Die Wandlungsphasen der traditionellen chinesischen Medizin Band 2 Metall**, Müller & Steinicke München 2010.

Udo Lorenzen/Andreas Noll: **Die Wandlungsphasen der traditionellen chinesischen Medizin Band 3 Erde**, Müller & Steinicke München 1996.

Udo Lorenzen/Andreas Noll: **Die Wandlungsphasen der traditionellen chinesischen Medizin Band 4 Feuer**, Müller & Steinicke München 1998.

Udo Lorenzen/Andreas Noll: **Die Wandlungsphasen der traditionellen chinesischen Medizin Band 5 Wasser**, Müller & Steinicke München 2000.

Dr. Maoshing Ni: **Der Gelbe Kaiser**, O.W. Barth Verlag 1998.

Michael Reed Gach/Beth Ann Henning: **Akupressur für emotionale Probleme**, Goldmann Arkana Verlag 2005.

Christiane Seifert: **Die 5 Elemente Küche für Einsteiger**, TRIAS 2018.

Danksagung

Besonders danken ich möchte ich meinem Mann und meiner Freundin Karin Kleinherbers für Ihre Anregungen und die hilfreiche Unterstützung bei der sprachlichen Umsetzung. Des Weiteren danke ich Claudia Fuchs-Kling und Thorsten Koglin für ihre Unterstützung und Motivation sowie meiner Lektorin Frau Kieser und allen MitarbeiterInnen des Verlages, die die Entstehung des Buches begleitet haben.

Nicht zuletzt gilt mein besonderer Dank auch meinen Patientinnen und Patienten für Ihr Vertrauen und Ihre Offenheit, den Behandlungsweg mit mir gemeinsam zu gehen.

Stichwortverzeichnis

Liebe Leserin, lieber Leser,

hat Ihnen dieses Buch weitergeholfen? Für Anregungen, Kritik, aber auch für Lob sind wir offen. So können wir in Zukunft noch besser auf Ihre Wünsche eingehen. Schreiben Sie uns, denn Ihre Meinung zählt!

Ihr TRIAS Verlag

E-Mail-Leserservice
kundenservice@trias-verlag.de

Lektorat TRIAS Verlag
Postfach 30 05 04
70445 Stuttgart
Fax: 0711 89 31-748

Bibliografische Information der Deutschen Nationalbibliothek
Die Deutsche Nationalbibliothek verzeichnet diese Publikation in der Deutschen Nationalbibliografie; detaillierte bibliografische Daten sind im Internet über http://dnb.d-nb.de abrufbar.

Programmplanung: Katja Widmann
Redaktion: Magdalena Kieser, Berlin
Bildredaktion: Christoph Frick

Umschlaggestaltung und Layout: CYCLUS Visuelle Kommunikation, Stuttgart

Bildnachweis:
Umschlagfoto: Dominique/Parthena Loenicker
Autorenfoto: S. 2, Beate Willatowski
Illustrationen: Grafikbüro Schaaf, Karlsruhe; Gisela Rüger, München; Holger Vanselow, Stuttgart

1. Auflage 2019

Printed in Germany

Satz und Repro: Fotosatz Buck, Kumhausen
Gesetzt in Adobe InDesign CS6
Druck: AZ Druck und Datentechnik GmbH, Kempten (Allgäu)

Gedruckt auf chlorfrei gebleichtem Papier

ISBN 978-3-432-10696-0 1 2 3 4 5 6

Auch erhältlich als E-Book:
eISBN (ePub) 978-3-432-10697-7

Wichtiger Hinweis: Wie jede Wissenschaft ist die Medizin ständigen Entwicklungen unterworfen. Forschung und klinische Erfahrung erweitern unsere Erkenntnisse. Ganz besonders gilt das für die Behandlung und die medikamentöse Therapie. Bei allen in diesem Werk erwähnten Dosierungen oder Applikationen, bei Rezepten und Übungsanleitungen, bei Empfehlungen und Tipps dürfen Sie darauf vertrauen: Autoren, Herausgeber und Verlag haben große Sorgfalt darauf verwandt, dass diese Angaben dem Wissensstand bei Fertigstellung des Werkes entsprechen. Rezepte werden gekocht und ausprobiert. Übungen und Übungsreihen haben sich in der Praxis erfolgreich bewährt.

Eine Garantie kann jedoch nicht übernommen werden. Eine Haftung des Autors, des Verlags oder seiner Beauftragten für Personen-, Sach- oder Vermögensschäden ist ausgeschlossen.